失名辞（アノミア）

失語症モデルの現在と治療の新地平

訳　佐藤ひとみ　浴風会病院リハビリテーション科 言語

Anomia
Theoretical and Clinical Aspects
Matti Laine and **Nadine Martin**

医学書院

〈訳者略歴〉

佐藤ひとみ　Hitomi Sato, Ph.D.
言語聴覚士
2007年　ロンドン大学(University College London)で博士号取得
〈主要論文〉
Deep dyslexia for kanji and phonological dyslexia for kana:
　Different manifestations from a common source
　(Neurocase, 14: 6, 2008)
〈主要著書〉
『臨床失語症学』(医学書院，2001)
「コミュニケーション行動の理論」:『よくわかる失語症セラピーと
　認知リハビリテーション』10章(永井書店，2008)

Anomia : Theoretical and Clinical Aspects／Matti Laine and Nadine Martin.
© 2006 Psychology Press All rights reserved.
Authorised translation from the English language edition published by Routledge, a member of the Taylor & Francis Group.
Japanese translation copyright © First Japanese edition 2010 by Igaku-Shoin, Ltd., Tokyo
Printed and bound in Japan

[アノミア]失名辞—失語症モデルの現在と治療の新地平

発　　行　　2010年5月15日　第1版第1刷
著　　者　　マッティ ライネ・ネイディン マーティン
訳　　者　　佐藤ひとみ
発行者　　株式会社　医学書院
　　　　　代表取締役　金原　優
　　　　　〒113-8719　東京都文京区本郷1-28-23
　　　　　電話 03-3817-5600(社内案内)
組　　版　　リーブル プランニング
印刷・製本　　平河工業社

本書の複製権・翻訳権・上映権・譲渡権・公衆送信権(送信可能化権を含む)は(株)医学書院が保有します．

ISBN978-4-260-00992-8

JCOPY 〈(社)出版者著作権管理機構　委託出版物〉
本書の無断複写は著作権法上での例外を除き禁じられています．複写される場合は，そのつど事前に，(社)出版社著作権管理機構(電話03-3513-6969，FAX 03-3513-6979, info@jcopy.or.jp)の許諾を得てください．

序

> 「私たちは地中海で出会った………．あの島は何といったかしら？
> ………コルフ島，いや違うわ………ギリシャのクレタ島！」

　時々「言いたい単語が出てこない」という経験は，誰にでもある．その際の言葉が頭の中で群れをなすような感覚と，それに伴う苛立ちは，より重度で持続的な名前が出てこない状態，つまり脳損傷による単語検索の障害がどんなものかを，私たちに垣間見させてくれる．また，こうした経験は，単語を思い出すことが他の認知能力と同様，その性質から間違いを免れないだけでなく，さまざまな心理的動揺に影響されやすいことを教えてくれる．脳内の心的辞書の大きさと，単語を探し出す速さを考えれば，もっと頻繁に誤らないのは驚くべきことである．そして，健常者に起こる「言い間違い」や「言葉が喉まで出かかっている状態」から，失語症にみられる深刻な喚語困難 word-finding difficulty まで，単語検索における問題は，正常か異常かに二分されるのではなく，連続的なものかもしれない．つまり，このような一見なんのつながりもない現象が，系統的にまとまった理論的用語によって理解することが可能かもしれないのである．これが，本書全体を通じて考えていくことの一つである．
　「言葉を見つける word-finding」はやや一般的な言い方であるが，同じ表現がその病理学的ラベルである失名辞 anomia（あるいは dysnomia）にも同様に当てはまる．私たちは，大きく異なる文脈において，脳内の心的辞書から言葉を拾い出す．これはたいてい，語彙，統語，言語の運用が複雑に絡み合う会話のなかで行われる．しかし，なかでも重要なのは，ものを名指す＝呼称 naming という行為，すなわち特定の語彙項目の検索である．この基本的言語行為は，単語検索とその障害についての研究の中で最も関心がもたれ，絵に描かれた物を呼称する実験などによって検討されてきた．したがって，本書の大部分は，こうした研究のレビューと，それに基づいて発展したさまざまな単語産生の心理言語学

的モデルを論じることに充てられている.

　失名辞は,臨床で最もよくみられる言語症状である.事実上どの失語症患者にもみられ,認知症のような他のいくつかの神経学的疾患での重要な症状である.つまり,失名辞の詳細な分析により,根本的で臨床的にも実用的価値がある言語産生システムについて理解を深めることができる.ここ数十年,失名辞と,その神経学的対応関係についての研究は,生理学的診断方法と機能的評価方法の向上において意義ある発展をしてきた.前者は神経画像技術の向上に,後者は心理言語学的モデルの精緻化に基づいている.本書は,こうした刺激的な発展についても取り上げる.

　失名辞の基礎研究の成果が実践的に利用できるか否かは,セラピーに応用して最終的に検証される.近年,失名辞セラピー研究への関心が高まっている.多くの研究がさまざまなセラピー・アプローチを検討しており,理論的に動機づけられた失名辞セラピーに向けた第一歩を踏むことを可能にしている.同時に,この分野は急速に発展しているため,ここで取り上げた最新の論説は,すぐに時代遅れになる可能性もあることに留意されたい.

　本書の構成は,以下のとおりである.まず,健常者の単語検索についての心理言語学的研究と,現在有力な呼称に関する認知モデルを論説する(第1章).次に,失名辞の主要な種類と,それらが認知モデルを用いてどのように説明されるかを検討する(第2章).さらに,脳損傷部位のデータと,健常者と失名辞を呈する患者の機能的神経画像に基づき,呼称とその障害の神経学的関係について現在の知見を概観する(第3章).また,呼称の臨床的評価と,いくつかの一般的神経疾患における失名辞の役割について検討し(第4章),失名辞に対するセラピー・アプローチの概説と論評を行う(第5章).最後に本書を総括し,今後の研究について提言する(第6章).

日本語版への序

　単語を見つける能力が障害される「失名辞」は，言語機能障害の基本症状であり，人のコミュニケーション能力にかなりの衝撃を与えかねないため，臨床においてとりわけ重要性をもつ．失名辞という障害は，脳血管障害による失語症だけに限定されるものではなく，大脳の左半球機能の統合に影響する他の神経疾患（たとえば，頭部外傷や認知症）の多くで，ごく普通にみられる．失名辞の性質は患者により異なり，入念な診断法を必要とする．

　ここ数十年，単語産出の心的構造と，その障害に関する私たちの理解は急速に増大した．同時に，病巣によるアプローチと神経画像法を用いた研究努力は，心的辞書の認知的基盤と神経系の基盤に関する，より詳細な情報を提供してきた．こうした研究による知見は，単語を蓄えておくことと，それにアクセスすることが，従来想定されてきたよりも複雑であることを示唆している．なぜなら，それは単語の頻度，意味−統語的特徴，課題の要求水準などの要因によって変動するからである．この重要な知見が，実際の臨床に移され，単語検索障害の診断と治療へのより良いアプローチの発展を導くことが望まれている．これが，私たちが本書を著した理由である．

　最後に，私たちの本を翻訳することを企画し，実現に向けて力を尽くしてくださった佐藤ひとみ博士と医学書院に感謝したい．そして，日本の言語聴覚士，神経心理学者，神経学者，そして言語機能障害をもつ人々にかかわる他の臨床家や学生にとって，本書が価値あるものとなることを願っている．失名辞に対する理解を深め，この障害の診断と治療における進歩に寄与するために払われた私たちの努力の成果が，日本で出版されることを光栄に思う．

Turku and Philadelphia, January 20, 2010
Matti Laine and Nadine Martin

目　次

序 …………………… iii
日本語版への序 ……………… v

第１章 単語検索の認知モデル ……………………………… 1

第２章 失名辞の主な種類 …………………………………… 45

第３章 呼称の神経基盤 ……………………………………… 81

第４章 失名辞の臨床的評価 ………………………………… 119

第５章 単語検索障害に対するセラピー・アプローチ …… 141

第６章 結論と将来の方向 …………………………………… 169

訳者あとがき ……………………………………………… 177
文　献 ……………………………………………………… 179
文献著者索引 ……………………………………………… 203
事項索引 …………………………………………………… 209

第1章 単語検索の認知モデル

　言語処理過程の認知モデルは，言葉の理解と産出をもたらす心的過程の内容と組織化に関する理論を表現している．こうしたモデルは，理論的にも臨床的にも価値がある．それらは，研究者が言語行動に関する具体的な仮説の検証を予測するために利用できる枠組みを提供する．そのような予測の検証に使われてきたデータには，健常者による言い誤り（たとえば，Garrett, 1975）と失語症者による言い誤り（Dell, Schwartz, Martin, Saffran, & Gagnon, 1997），呼称の反応時間（たとえば，Schriefers, Meyer, & Levelt, 1990），言いかけての躊躇やポーズの分析（Butterworth, 1975, 1979）と，健常者における「喉まで出かかっている現象 tip-of-the-tongue phenomena」の分析（Brown & McNeill, 1966; Jones & Langford, 1987）がある．こうしたデータによる検証結果の集積によって，言語や他の認知システムに関する認知モデルは，たゆまず発展してきたのである．言語の認知モデルは，これまで臨床的には，言語機能障害の診断に最も効果的に応用されてきた．言語の認知モデルの枠組みにより開発された評価バッテリー（たとえば，Psycholinguistic Assessments of Language Processing in Aphasia－PALPA, Kay, Lesser, & Coltheart, 1992）は，モデルが仮定した多くの言語処理過程と表象に関する評価で構成されている．そうした検査の組み合わせは，障害を免れた処理過程と障害された処理過程についての詳細なプロフィールを提供し，それによって臨床家に言語機能障害の性質と，言語のどの側面を治療すべきかを正確に把握できる手段を与えた．

　本章では，言語処理過程の構成要素の一つである単語検索に関するモデルに焦点を当てる．すなわち，「機能的モデル」，「局所表象型コネクショニスト・モデル」，「分散表象型コネクショニスト・モデル」という3種の現代の認知モデルを概説し，その発展を導いたデータの種類について論じる．機能的モデルは，認知機能をモデル化するために情報処理

の枠組みを使う．このモデルは，単語検索にかかわる表象と処理過程を定義していることが，重要な特徴となっている．他の2つのモデルは，最近の計算論的方法論で具体化されたもので，単語処理のダイナミックな側面(たとえば，単語検索における時間的推移と語彙の競合効果 the effect of lexical competition)を把握することを目的としている．それぞれのモデルについて，主な特徴，実験による支持データ，そして単語検索過程一般についての理解，とりわけ障害された単語検索過程の診断と治療にどのように貢献するか(あるいは貢献しうるか)について検討してゆこう．

単語処理過程の初期の神経心理学的モデル

単語検索に関する現在の認知モデルの源は，19世紀の神経学者たちによって提案された失語症における言語機能低下の神経解剖学的モデル the neuro-anatomical model である．多くの失語型は1800年代初期までに記述された(概説として Goodglass, 1993 参照)が，19世紀を通じて科学者たちは，失語症候群を言語処理過程の理解に示唆を与えるものととらえ始めた．1825年，Jean-Baptiste Bouillaud は言語産出における障害を，単語の"記憶"が侵されたものと，発語運動の企図と遂行が侵されたものの2つに分類した．1843年，Jacques Lordat も似た区別をした．彼らの研究は，言語機能の神経学的局在に関する知識に貢献している点で，特に注目に値する．さらに Broca(1865)は，第三前頭回を言語を表出する("構音する articulate")場所として同定し，Wernicke(1874)は言語理解を左上側頭葉の後部3分の2に関連づけた．当初こうした研究は，言語の神経解剖学的部位を突き止めることを目的としていたが，同時に言語処理過程の基本的認知モデルを生み出した．これは，後に登場する言語の産出と理解を基礎づける心的操作のより詳細なモデルの基盤として役に立つものであった．Wernicke(1874)と Lichtheim(1885)の研究は，言語システムに関する最初の精巧な認知モデルを生み，今日それは Wernicke-Lichtheim モデル(図1-1)として知られている．このモデルは言語処理の構成単位として，聴覚心像(A)，運動心像(M)，概念

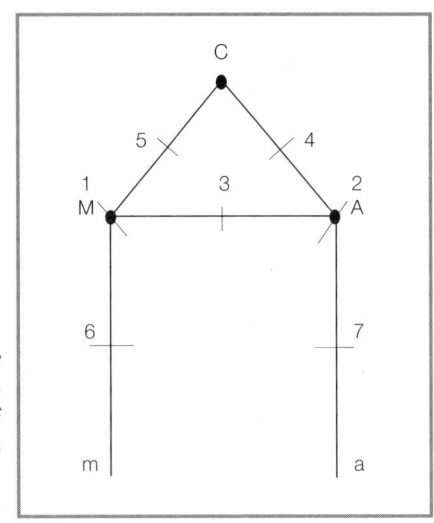

図1-1 Wernicke-Lichtheim モデル(Lichtheim の"家")による言語処理過程の図式とモデルにより説明された異なる失語症のプロフィール
〔Lichtheim(1885)からの引用〕

形成(C, あるいは原著のモデルでは"Begriffszentrum"のため B), 聴覚的知覚の構成要素(a), 運動符号化の構成要素(m)を想定している. 失語症のさまざまなプロフィールが, 認知理論とその理論によるモデルでの離断(図1-1では数字を付記した／で表現されている)という観点から記述されたのは, これが最初である. たとえば, 図1-1 の 3 の損傷は, 聴覚心像と運動心像間の情報の流れを離断するが, 概念形成中枢への情報の流れと, 概念形成中枢からの情報の流れは離断しない. この損傷は, 理解は良好で発話は流暢だが復唱が悪いという伝導失語(この症候群では, 言語産出もしばしば障害されるが)に非常に近い障害プロフィールをもたらす. このように Wernicke-Lichtheim モデルの言語処理の記述は, 現在のモデルの詳細さに比べると非常に大まかではあるが, その仮定の多くは現在でも有効である. Wernicke-Lichtheim モデルと同時期の研究は, 失語症候群を典型的特徴と損傷部位でグループ分けする失語症の古典分類の基盤となっている(Goodglass, 1993 参照).

次世代の単語処理過程の認知モデル

　19世紀に作られたモデルは，言語の構成要素と神経解剖学的関連を同定することに関心がおかれた．この脳-行動の相関をみるアプローチは，1960年代と1970年代(たとえば，Benson, 1979; Geschwind, 1965)に主流であったが，研究者たちが言語の認知的編成にもっぱら焦点を当てた1970年代と1980年代(たとえば，Dell, 1986; Ellis, 1987; Garrett, 1976; Howard & Franklin, 1988; Morton & Patterson, 1980)になると影が薄くなってきた．つまり言語システムは，情報処理装置，綿密な構成要素の表象，貯蔵バッファー，言語システムの経路といった表現形式でモデル化されたのである．この時期に発展したモデルは，言語の符号化と解読に含まれる心的表象と処理過程を図式化することを目的とした．こうした記述的モデルは言語の機能的モデル functional model と呼ばれるが，別名"箱と矢印"型モデル "box and arrow" model とも呼ばれる．箱は特定の表象(たとえば，意味表象，音韻表象，形態表象)の"貯蔵"を表し，矢印は表象間の処理，つまり貯蔵されている一つの表象の出力と次の処理過程へのアクセスを表している．第5章で検討するように，こうした機能的モデルは，診断の枠組みとして臨床的に有用であることがわかっている．言語処理過程の構成要素を詳細に記述することで，研究者も臨床家も，言語機能障害の基礎にある認知機能低下を正確にとらえることができるのである．

　重要な点は，機能的アプローチのモデル化が，言語と他の認知機能の低下を記述するための用語を提供したことであり，それは臨床-解剖学的特徴で失語症候群をとらえるという古典的やり方ではなく，行動学的現象としてとらえる見方により近いものであったことである．脳神経画像技術の発達(第3章)によって行動-神経解剖学的相関への関心が復活した今日でも，この進歩の重要性に変わりはない．つまり，心的行動 mental behaviours の観点から単語処理の障害を記述することは，精神機能とそれに対応した行動の修復を要とするリハビリテーション診療において，言語機能障害の診断と治療法により直接的に反映できるのであ

る．さらに，機能的モデルと言語機能障害診断の関係は，双方向的といえる．認知モデルは，言語機能障害の診断と治療の指針に使うことができ，一方，後天的言語機能障害(たとえば，失名辞)の系統的症例研究は，言語の認知モデルの構造を検証したり修正したりするのに使えるのである．本章の後半では，単語処理過程の認知モデルを発展させるための失語症データの利用について議論する．

　1980年代は，認知機能のモデル化におけるパラダイム変換とみなすものの始まりであったが，より正確には，認知の基礎にある心的過程を理解し表現することに対する次の論理的段階を反映していた．行動学的現象をコンピュータでシミュレーションする技術の進歩は，言語の認知理論に直ちに適用され，言語処理過程の"コネクショニスト"モデルの発展を導いた．コネクショニスト・モデル connectionist model とは，機能的モデルの"箱"の中と"箱"と"箱"の間の処理について仮説を立てるものであるといわれてきた．この理解はある程度正しいが，コネクショニスト・モデルにはそれ以上の可能性がある．すなわちコネクショニスト・モデルにより，正常な単語検索と障害された単語検索における言語処理過程の時間的特徴や他の特性を調べることができるのである(たとえば，Dell, 1986; Dell & O'Seaghdha, 1992; Harley, 1984; Martin, Dell, Saffran, & Schwartz, 1994; Plaut, 1996; Schwartz, Saffran, Bloch, & Dell, 1994; Stemberger, 1985)．さらにコネクショニスト・モデルを用いると，臨床で使われたセラピー方法に本来含まれる多くの心理言語学的変数に反応して現れる言語行動上の変化を検討できる可能性がある．たとえば，単語の復唱と音読での刺激特性の差異による効果(たとえば，「高心像性」対「低心像性」)は，コネクショニスト・モデルを用いて検討されてきた(Martin, Saffran, & Dell, 1996; Plaut & Shallice, 1991)．ただし，このような臨床上の問題にコネクショニスト・モデルを使うのは比較的最近の試みであり，まだ初期段階にある．しかしこれらのモデルは，原則として言語処理過程のダイナミックスに関する疑問に対処することができるため，失語症者における学習と失語症治療に対する理解を進展させると思われる．

　単語処理過程の機能的モデルとコネクショニスト・モデルを詳細に検

討する前に，こうしたモデルの発展を促進あるいは制限したのは，どのような種類のデータなのかをここで述べておかなければならない．その多くは，音声言語産出がどのように不良になるかを調査した研究のデータである．健常者で自然に生じた言い誤り，躊躇やポーズ，喉まで出かかっている現象，そして2つの課題条件下の反応時間に関する研究は，言語システムの処理段階と表象についての情報を提供する．次節では，こうしたデータの情報源について検討する．

単語検索モデルの仮説と検証に使われた方法とデータ
◦言い誤りの研究からの証拠◦

言い誤り speech error は，健常者の発話における言語表出全体のごくわずかを占めるにすぎないが，それは扱われるには十分な頻度で，偶然に，適度に，そして会話をかわす双方による良質のユーモアと同様に時々生じる．言い誤りは，毎回ではないがしばしば話者によって修正され，誤りに気づいた対話者によって訂正される．そして特に音や単語の面白い組み合わせによる誤りの場合，時々両者は目を見張ったりする．自然に生じた言い誤りの研究は，単語産出の基礎にある精神過程についての重要な知見を導いた(たとえば，Dell & Reich, 1981; Fromkin, 1971; Garrett, 1976; Harley, 1984; Shattuck-Hufnagel, 1979; Stemberger, 1985)．さらに失語症で起こる言い誤りと同様に，実験による言い誤りの研究は，自然に起こる言い誤りの研究から得られた情報を裏づけ，豊かなものにしてきた．

誤反応パターンの分析，意図した単語や音との関係，それらが生じた文脈との関係についての分析は，言い誤りが言語産出システムの特性に規制されて生じることを示唆する．すなわち言い誤りは，おそらくどの言語学的単位 linguistic unit (たとえば音韻，単語全体)にかかわるのか，どんな意味的役割と文法的役割をもつのかによって決まってくる特定の文脈で生じるのである．この確率的生起は，言語システムにおける表象について有益な資料を提供する．つまり，言い誤りは正常な言語システムの故障を示しているのだが，それによりシステムの正常な働きが推測

できるというわけである．Fromkin(1971)は，言い誤りにこうした言語学的単位が認められるということは，その心理学的実在性を示唆しているという説を唱えた．つまりこうした言語学的単位は，ある意味で，発話/言語処理過程において認知的(そして神経生物学的)に表象されているというのである．

一方，言い誤りの研究を滑らかな発話産出を可能にする構成要素的な表象と処理過程への覗き窓とみなす論理は，厳密には疑問視されてきた．なぜなら，言語システムの故障を示している言い誤りは，そのシステム組成の理想的指標ではないかもしれないからである(Levelt, Roelofs, & Meyer, 1999)．この見方を共有する研究者のグループは，聴覚的に単語を提示して干渉する方法を使った，健常者における単語産出までの反応時間の研究が，単語処理過程を検討する最も重要な検査であると主張している．なぜなら，反応時間は言い誤りという"めったに起こらない処理過程の逸脱"に従うものではないからである(Levelt et al., 1999, p.2)．しかし，こうした探索的干渉研究は，単語産出の異なる段階(たとえば意味的段階と音韻的段階)で干渉を引き起こす(反応時間の変化)ために，線画呼称をする際異なる時点で聴覚提示された探索語 probe word によって，人工的に単語産出システムを干渉する方法を用いる．したがって，これらは単語検索過程の構成要素を吟味するための理想的な条件とはいえない．むしろ，言語のように一つの過程として存在するが，実際は分離可能な部分(音韻，単語，意味)から構成される認知システムを検討する理想的なアプローチは，複数の研究アプローチから集積された結果を検討することである．

言い誤りには，言語学的単位—単語，結合形態素 bound morpheme，音節，音素，ことによると音声的特徴さえも含む—の付加，省略，置換や移動(先行 anticipation，保続 perseveration，交換 exchange)がある．失語症者の言い誤りは，そのほとんどが健常者でみられるものと質的に類似しているが，以下の2つの点で異なる．第一に失語症の重症度による変動はあるものの，誤りの量が健常者よりも多いこと，第二に，そして重要なことに失名辞症状でみられる誤りのタイプは，脳損傷の影響を受けた単語検索過程の段階に応じて変化するかもしれないことであ

る．また健常者と失語症者の呼称では，意味的関連語と音韻的関連語による置換がみられるが，それぞれの誤りのタイプの比率は同じではない．失名辞の障害は，意味性の誤り（たとえば，Caramazza & Hillis, 1990）か，音韻的に類似した語による置換（たとえば，Blanken, 1990）を引き起こすことが多い．さらに健常者と失語症者における誤反応パターンの類似点と相違点は，単語検索システムを完全に理解するために，両群の呼称データを検討することが重要であると示唆している．以下では，健常者による言い誤りの最も重要な特性について要約する．それは，単語産出モデルを規定している．

音素レベルの誤り

一般に音素の誤りは言語の音韻規則に関係している．つまり間違った音素は，その言語の妥当な音素で，構成要素である語音の共起をもたらす文脈で生じる．音素レベルの誤りは，置換，付加，省略と移動の誤りが含まれる．音素の置換は，しばしば目標音素と弁別特徴を共有している単語との間で生じ，これらが選択の障害であることを示唆する．置換は，単語の形（例：bat → mat）や非語の形（例：bat → lat）をとる．付加（例：bake → brake）と省略（例：brake → bake）には，もっと複雑な原因があるかもしれない．いくつかのモデルは，単語における子音－母音（CV）の連続〔例：cat(/kæt/)−CVC; pillow(/pIlo/)−CVCV; track(/træk/)−CCVC〕を規定する単語構造を想定し，付加と省略は検索された音素と CVC 構造の間のくい違いを表していることを示唆する（たとえば，Shattuck-Hufnagel, 1979）．別の可能性としては，2つの単語の混合が考えられる．

音素の"移動"の誤りは，発話における目標語やそれとは異なる単語の語音を意図した位置から別の位置へ移動することを意味する．この誤りは，先行的（例：candle → dandle），保続的（candle → cancle），あるいは完全な交換（例：dancle）となる．置換の誤りの場合，音素の"移動"の誤りは時々別の単語（例：chicken → kitchen）や非語（chicken → chichen）の形をとる．

移動の誤りは，いくつかの理由で興味深い．まず，こうした誤りが生

じることは,私たちが発話を先に計画していることを示唆する．第二に,こうした誤りが生じるパターンは,産出しようと意図した前後でアクセスできる言語学的単位と,そのアクセス可能性の時間的-構造的な限界を示唆する．

形態素と単語レベルの誤り

形態素と単語の検索における誤りもいくつかの形をとり,その考えられる原因は音韻レベルの誤りの原因と類似している．音素置換の場合のように,1つの語が別の語に誤って置換されたとき,2つの単語は意味特徴(例:肘→膝),音韻特徴(例:/æŋkl/→/æpl/)あるいは両方の特徴(例:ペンギン→ペリカン)をしばしば共有する．この誤反応パターンは,単語検索に少なくとも「語の意味検索」と「語の音韻検索」の2つの段階があり,そこで単語表象の選択が障害されることを示唆する(Dell, 1986; Garrett, 1975, 1976; Harley, 1984)．こうした意味的にも音韻的にも目標語と関係する誤り(混合性錯語 mixed error として知られる)は,偶然の結果であるかもしれないが,単語検索の2つの段階における相互作用の可能性を示唆している．以下では,その可能性について検討する．

単語レベルの移動の誤り

移動の誤りは,先行的,保続的,あるいは完全な交換となることがある．単語の交換は典型的にはフレーズの境界にまたがって起こり,交換される単語はしばしば同じ統語カテゴリーを共有するが,音韻特徴の共有は少ない．(語音と単語の両方における)移動の誤りは,単語検索の2段階モデルを支持する重要なデータであった．この点に関しては,Garrett(1975, 1976)の単語検索モデルを説明するときに詳細に論じる．

環境による干渉

単語の置換による誤りで特に示唆するところが多く興味深いタイプは,計画外の誤りと呼ばれる環境による干渉 environmental intrusion である．またこの誤りの原因は,話者が注意を向ける範囲内にあり特定

の目標語にはない．またこの種の誤りは，Harley(1984, 1990)によって明確に記述され分析された．"環境による干渉"のほとんどの例は，物理的環境にある物への話者の無意識の言及であるが，その人の思考からの挿入もありうる．以下は，Harley(1990, p.48)によるこのタイプの誤りの例である．

　　意図：あなたは，ねじ回しをもっていませんか？
　　誤り：あなたは，コンピュータをもっていませんか？
　　状況：話者はコンピュータの前に座っている誰かに向かって質問した．

　環境による干渉は，単語検索が他の認知過程と併行して行われることの証拠として扱われてきた(Harley, 1990)．おそらくこの誤りは，メッセージを考える単語検索の初期段階で起こるものである．これらは目標語と意味的に関係する傾向があるという証拠はないが，意味性誤反応のように，"環境による"誤りが目標語と音韻的に類似する傾向があることをHarley(1990)は指摘している．これは，単語の意味表象と音韻表象検索が相互作用している，あるいは重複していることを想定するモデルの根拠となっている．
　このような誤反応が生じるときにみられる制約は，統語カテゴリーの区別，意味，音韻形態，音素の分節的位置などの規定を具現するシステムから生じると推察される．言語の認知モデルの発展は，言い誤りの生起を明らかに制御する規則によって促進されてきたという面がある．言語の研究者たちは，これら同じ規則が言語産出を制御すると仮定することによって，他の言語データ源でも検証される言語の認知モデル(たとえば，Dell, 1986; Garrett, 1976)を発展させたのである．

●実験で生起した誤り●

　自然に生じる言い誤りの研究と関連して，言語処理過程の性質に関する特定の疑問を検討する目的で，健常者の言い誤りを誘発するようにデザインされた研究がある．こうした実験は「単語の意味と音韻を検索す

る過程は，相互作用的(互いに影響しあう)なのか，それぞれ独立しているのか」という言語処理過程にかかわる主要な問いで，かつ論争の的となっている問題を考えるのに有益であることを立証した．たとえば Baars, Motley と Mackay(1975) は，音素の移動の誤りという現象と，その間違いの結果生じた単語による影響の可能性を検討した．すなわち，もし 1 つあるいは 2 つの非語(例：car door → dar coor)よりも，むしろ 2 つの実在語の言い誤り(例：barn door → darn bore)が生じるならば，音素の移動の誤りは 2 つの単語間でより生じやすいのか，という問いである．この音素の移動の誤りを誘発するためにプライミングの方法が使われた．被験者は，3 番目の単語ペアの第一音素の交換を誘発すると思われる同じ第一音素を含んだ 2 つの単語ペアを音読した．最初の単語ペアのグループでは，第一音素が交換されれば 3 番目の単語ペアは新しい単語となる(1)．次の単語ペアのグループでは，第一音素が交換されれば 3 番目の単語ペアは非語となる(2)．

(1) dog bone
    dash board
    barn door → "darn bore"
(2) paint can
    push cart
    cold pack → "pold cack"

Baars らは，音素交換が非語(2)よりも実在語(1)の結果を生じやすいことを発見した．その後，これは語彙性バイアス効果 lexical bias effect として知られるようになった．

　Martin, Weisberg と Saffran(1989) は，単語の意味と音韻を検索する過程が，相互作用的であるのか独立しているのかを調べるために，健常者において単語全体の置換を引き起こす方法論を使った．彼らは，被験者が，線によりさまざまなパターンで結ばれた，色のついた円を言葉で説明しなければならないという Levelt(1983) の方法論を借用した．この実験では，話者が説明しようとしているパターンのなかで間違えたり

説明のやり方を変えたりするとき，どのように自分の発話をモニターするのかを観察することが意図された．また Martin ら(1989)は，色のついた円の代わりに物体の絵を使った．線で結ばれた絵の組み合わせは，意味的に関連したもの，その名前が音韻的に関連したもの，あるいは意味的にも音韻的にも関連したものから構成されていた．被験者は，説明の一部として，そのパターンや絵の名前を言わなければならなかったが，単語の置換による誤りをたくさんおかした．

　Martin らは，単に意味的あるいは音韻的に関連した語よりも，意味的にも音韻的にも関連した単語(混合性の誤り mixed error と呼ばれる)で置換がより多く起こることを単語検索の相互活性化モデル(Dell, 1986)によって予測した．このモデルは，意味レベルと音韻レベルの表象の間に広がった活性化が，単語検索の全過程で，これら表象の影響を保持し，そして辞書 lexicon 内での単語が競合した状態と，それが検索されるか否かの可能性に相互に影響すると仮定する．さらにこれは，単語の意味表象が，その音韻表象の検索に先立って独立して検索されると考える単語検索の独立モデル(Levelt, 1989)と明らかに対立するものである．事実 Martin ら(1989)は，単に意味的あるいは音韻的に関係した単語よりも両方に関連している単語間で，より多くの誤りが生じたことを発見した．それは意味と音韻の検索段階がともに，ある単語が検索される確率に影響することを実証している(類似した実験と結果は Brédart & Valentine, 1992 を参照のこと)．

◦言語障害に関係した誤反応パターンの研究◦

　言語モデルを規定する別のデータ源で，本書で特別重要なものは，脳損傷により言語処理過程の能力が障害された失語症患者による言い誤りである．失語例では，言語の産出と理解の誤りが健常者よりも非常に多くなるが，誤りの特性と生起において系統立っていることに変わりはない(Dell et al., 1997)．最も重度な症例を除けば，失語症における言語機能障害は，言語処理過程の構成単位がすべておかされるわけではない．しばしば言語の構成単位(たとえば，文の処理過程，単語検索，語音の連続的配列)は別々におかされるので，言語処理過程の特定の側面がど

のように組織されているかを観察することが可能となる.

　損傷が比較的特定の部位に限られ，認知能力が保たれた脳損傷患者を調べることで，発話と言語行動の基礎にある認知過程が特に明らかになってきた．彼らのデータは，健常者でみられる言い誤りと単語産出のモデルを確認するのに使われると同時に，健常者の発話では検査することが容易ではない単語検索の側面についての洞察を可能にする．たとえば，いくつかの意味カテゴリーの単語だけ検索が障害されたカテゴリー特異性呼称障害は，健常者ではみられないが言語が障害された者では観察される．このパターンは，「意味カテゴリーのメンバーが共有する特徴や，明確な意味カテゴリーを立ち上げる基本的意味特徴によって，意味表象はクラスターを形成しているかもしれない」といった意味組織化の重要な側面を明らかにする．また言語機能障害は，正常な言語機能の研究では容易に検討できない呼称に関連した他の現象(音韻ネットワークの入力と出力，そして音声言語と文字言語システムが分離していることの証拠など)に関する情報を提供する．さらに障害された単語検索を研究することで，意味と音素組み立てシステムの内的構造化についての有益な情報が得られるのである．

●関連する他の言語データ●

モニタリング，躊躇，ポーズの分析

　話者が言い誤りをどのようにモニターし編集して言い直すのか，そしてこの行動が単語検索の基礎にある認知的操作をどの程度明らかにしてくれるのかについて，研究者たちは長年関心をもってきた．言い誤りを編集する行動はランダムではなく，むしろ基礎にある論理的操作を示唆するやり方で規定されているように思われる(Levelt, 1983)．発話の流れにおける躊躇やポーズの研究は，その時間間隔が，単語が文脈上どこにおかれるのかという予測によって変動することを示唆する(Goldman-Eisler, 1958, 1968)．この知見は，こうしたポーズが語彙にアクセスする際の一時的困難を反映していることを示唆している．さらに発話でのポーズや躊躇に加えて，自分の表出が部分的にあるいは完全に正しくなかった場合，話者は実際にそれを編集するだろう．Levelt(1983)の先駆

的研究は，連続発話の産出における言い誤りのセルフ・モニタリングに関するもので，それは内言語と同様に発語をモニターするメカニズムがあることを示唆した．内言語の場合，割り込んでくる誤りは完全に発音されており，話者はポーズをとり，正しい単語に言い直す(例：箱の中に……，引き出しのつもりで言ったのだが，引き出しの中に)．セルフ・モニタリングの場合，話者は誤った単語を発音し始めるが，単語の半ばで言うのをやめ，単語や句をもう一度産出しようとする(例：ブリ……を越えて……，フェンスを越えてのつもりで言ったのだが)．この研究は，健常者の正確な発話産出では観察することは容易でない処理過程を，別の面から検討する方法を提示しているために，大いに関心がもたれる．

喉まで出かかっている状態

いわゆる"正常な"単語検索障害のもう一つの形は，発話の流れが一時的に止まるが，躊躇やポーズよりは言葉が出にくいとはっきり感じられる，"喉まで出かかっている"tip-of-the-tongue(TOT)状態として知られている現象である．この状況で,話者は何を言うべきかを知っているが，それを表現する単語が思い浮かばない．TOT状態は，概念を表す適切な単語を探しているのではなく，意図したメッセージを最もよく表すほぼ適切といってよい数種類の単語のなかから，一つを選択しようとしているのである．むしろTOT状態では，概念を表す特定の単語があることは知っているが，その音韻形態を再生することができない(これは，失名辞症状をもった人が単語を検索できないときに経験するものと，しばしば比較される)．Harley(1995)は，TOT状態を予測可能性が低い単語の表出に先行するポーズの極端なものとして特徴づけた．

TOT状態の説明は，2つに分類できる．一つは，単語産出に必要とされた表象すべてが，部分的活性化にとどまるために生じるという仮説である(Brown, 1970; Burke, MacKay, Worthley, & Wade, 1991; Harley & MacAndrew, 1992)．もう一つの仮説(Woodworth, 1938)では，思い出せない単語は，検索のために競合している別の単語表象に強くブロックされているとみる．この仮説は，音韻的に競合するものはTOT状態を生起させるが，意味的に競合するものはTOT状態を生じさせないと

いう Jones と Langford(1987)の知見から,ある程度支持される.しかし,Perfect と Hanley(1992),そして Meyer と Bock(1992)による検証結果は,競合するものの存在は TOT 状態の出現に本質的なことではないことを示唆した.

語彙検索の時系列研究

単語産出のモデルを規定するために使われるもう一つの重要なデータ源は,プライミング/二重課題 priming/dual-task の実験枠組みによるものである.それは,単語検索における意味と音韻のアクセスの時間的推移を辿ることを可能にする.Levelt と共同研究者たち(Levelt, Schriefers, Vorberg, Meyer, Pechmann, & Havinga, 1991; Schriefers et al., 1990)は,語彙の活性化と検索に関する時系列的研究において,プライミングを先駆的に用いた.線画呼称と,語彙性判断あるいは単語理解のいずれかの課題を結合させた二重課題の方法を使って,刺激絵と意味的あるいは音韻的に関連した単語が一定の間隔で聴覚的に提示される場合,その提示時点の相違により呼称課題の反応時間が影響されることを実証したのである.彼らは,特に意味的に関連した探索語が 150 ミリ秒前に提示されると呼称反応を遅くさせるが,それより後に提示されると効果が消失することを発見した.刺激絵が提示されてから 150 ミリ秒の時点で,音韻的に関連した探索語は産出を促進した(Schriefers et al., 1990).この結果は,単語の意味表象の検索と音韻表象の検索の間には時間的推移があることを反映するとみなされ,そして単語の意味表象と音韻表象の活性化が 2 つの別々の過程で生じるのか,あるいは一部重なりあう過程で生じるのかを決定するのに使われてきた.だが,単語検索の時間的推移を検討するのに用いられた方法は,批判に曝されてきた.Levelt と共同研究者たちの発見は,同様の実験結果が一貫して再現されたわけではなかったし,その効果は実験刺激にある程度依存するように思われる(Peterson & Savoy, 1998).にもかかわらず,それは明らかに単語検索過程の研究方法における前進とみなされる.この点に関する詳細は,Levelt らのモデルを概説するときに取り上げることにしよう.

言語処理過程と意味表象と音韻表象を検索する時間的推移を研究するのに用いられた行動学的調査方法に加えて，神経物理学的方法—脳波（EEG）と脳磁図（MEG）—によって，この時間的過程を確認するための最近の研究努力に言及することは重要である．関連する MEG 研究は，第 3 章でさらに取り上げるが，Jansma, Rodríguez-Fornells, Moeller と Muente（2004）によるレビューも参照されたい．

　次節では，単語処理モデルを発展させるために，理論家が多様なデータ源をいかに利用してきたか，その方法について検討する．それぞれのモデルを概説するなかで，単語産出を研究する科学者たちがこうした検証結果の累積の恩恵にあずかってきたことが明らかになるはずである．単語産出の認知モデルは，全体的にますます詳細になり，他の認知現象 cognitive phenomena に関するモデルに比べ，より確固とした実験的根拠に基づいている．さらに単語産出モデルは，行為での誤りなど言語以外の認知現象についての記述的図式 descriptive schema を発展させるための枠組みとしても役立っている（Schwartz, Montgomery, Fitzpatrick-DeSalme, Ochipa, Coslett, & Mayer, 1995）．

現在の単語検索モデル

　過去 25〜30 年間における単語検索モデルの発展は，急速で目覚ましいものであった．その間，単語の理解と産出にかかわる心的構造と処理過程の説明においてモデルは次第に洗練された．現在，機能的モデル（"箱と矢印"型モデル），局所表象型コネクショニスト・モデル localist connectionist model，分散表象型コネクショニスト・モデル distributed connectionist model という 3 タイプに分類できる．第一のグループは，情報処理の枠組みを用いたモデルで，本書では Fromkin（1971），Garrett（1975, 1976），Levelt（1983, 1989）による機能的モデルを取り上げる．これら 3 つの機能的モデルは，同時期に発展した他のモデル（たとえば，Butterworth, 1982, 1989; Morton, 1970; Morton & Patterson, 1980）と，「単語の意味表象と音韻表象はそれぞれ独立して検索される」という重要な仮説を共有している．またこれらのモデルは，失語症で

みられる障害の種類(第2章参照)に符合した，単語検索の少なくとも3つの処理段階(意味検索，語形検索，構成音素の検索と組み立て)を想定する．Fromkin, Garrett, Levelt のモデルと同様に，Morton(1970)，Morton と Patterson(1980)のロゴジェン・モデル logogen model は，言語処理過程のとらえ方に影響を与えた．第2章でみるように，ロゴジェン・モデルは特に失語症学 aphasiology に多大な貢献をし，そして言語障害の診断と治療の概念的枠組みとして，依然として役立っている．

　第二のグループについては，失語症の呼称障害に対する理解に影響を与えてきた Dell(1986; Dell & O'Seaghdha, 1992)の局所表象型コネクショニスト・モデルを検討する．このグループに属するモデル(たとえば，Harley, 1984; Harley & MacAndrew, 1992; Stemberger, 1985; Rapp & Goldrick, 2000)は，「単語産出には単語の意味表象と音韻表象の検索などいくつかの処理段階がかかわる」という機能的モデルの仮説を共有する．これに加えて多くのモデルが，機能的モデル(たとえば，Butterworth, 1982, 1989; Levelt, 1983)とは異なり，「単語検索のいくつかの処理段階，あるいはすべての処理段階の間で相互作用がある」と仮定する．つまり局所表象型コネクショニスト・モデルの導入によって，研究の焦点は，「箱の中」の情報から「箱と箱の間の矢印」によって運ばれている情報へと移行したのである．

　第三のグループは，単語検索の分散表象型コネクショニスト・モデルで，そのいくつかは単語検索の問題に直接適用された(たとえば，Plaut & Shallice, 1993a—視覚性失語 optic aphasia)．他方，単語音読における問題に焦点を当てたモデルもあり，それらはまた他の単語処理課題(たとえば，Plaut & Shallice, 1993b)やセラピー課題(Plaut, 1996)に対し理論的に応用されている．失語症への分散表象型コネクショニスト・モデルの適用は，多くはないものの注目すべき貢献をしており有望視されている．

　さて，局所表象と分散表象のコネクショニスト・モデルの重要な貢献は，単語検索過程のダイナミックな側面(たとえば，単語の意味表象と音韻表象へのアクセスや検索に関与する処理過程の活性化と減衰)についての理論的予測を検証するために，コンピュータ・シミュレーション

を使ったことである．この進展は，言語の認知モデルの利用を理論の記述に使うことから，理論を詳細な予測を立てる道具として使うことへと拡大した．それにより理論は，健常者と言語機能障害者で検証できるようになった．

なお第5章では，こうしたモデルの失名辞の回復と治療に関する研究への応用について述べる．特に，機能的モデル（たとえば，Morton & Patterson, 1980）と相互活性化モデル（たとえば，Dell & O'Seaghdha, 1992）に基づく研究に焦点を当てる．

●単語検索の機能的（かつモジュール的）モデル：
Fromkin(1971), Garrett(1975, 1976), Levelt(1989)●

Victoria Fromkin(1971)は，健常者の発話で自然に生じる言い誤りの実例を包括的に分析し，言い誤りの生起における内的な規則性と制限を明らかにした．これにより言語学的表象（音素，形態素，統語規則や統語構造など）の心理学的実在性が示唆され，Fromkinは，単語産出過程を説明する詳細なモデルを開発した．このモデルや他の機能的モデル（たとえば，Garrett, 1975）は，単語の意義（意味）と形（音韻）の表象が独立して検索されると仮定したが，それは健常者の文産出における移動の誤りを分析したGarrett(1975, 1976)による研究結果から支持された．Fromkinは単語全体あるいは形態素での移動の誤りには，2つの異なる特性がみられることを示した．要素的誤り stranding error と呼ばれる第一タイプは，1つのフレーズのなかで生じた交換で，単語の一部が残されたまま音韻あるいは形態素が変化する言い誤りである（下記1参照）．

(1) I thought the truck was parked → I thought the park was trucked(Garrett, 1980).

こうした移動は，しばしばフレーズ内の異なる統語カテゴリーに属する単語で起こり，語音の交換から生じた2つの単語は，音韻的特徴（たとえば，音節の位置や母音）を共有する傾向があった．このタイプの誤

表 1-1　Garrett のモデルにおける言語産出の 5 つの処理段階

処理過程	表　象
第一段階：推論	メッセージ・レベル
第二段階：論理と統語	機能レベル
第三段階：統語と音韻	位置レベル
第四段階：規則的な音韻	音声レベル
第五段階：運動の符号化	構音レベル

りは，文処理過程の第三段階である位置レベルで起こると考えられた．

　第二タイプは，単語全体の交換，先行，保続からなる，句に及ぶ移動の誤りである（下記 2 と 3 参照）．

(2) This seat has a spring in it → This spring has a seat in it（Garrett, 1980）．
(3) They forgot it and left it behind → They left it and forgot it behind（Garrett, 1975）．

　このタイプの誤りはフレーズ間の移動の誤りというべきもので，フレーズ内での移動の誤りとは対照的に，同じ統語カテゴリーを共有する傾向があり，音韻的な関連を示すことは少ない．こうしたタイプの関係性は，発話における単語の意味的/統語的役割にかかわるより初期の"機能的"処理段階に特有のものである．
　このような健常者の言い誤りの分析に基づいて，Garrett は 5 つの処理段階からなる言語産生モデルを提案した（表 1-1）．各処理段階は，産出しようとする発話の表象を生成し，そのうちの 2 つ（第二段階と第三段階＊訳者注）が単語検索に直接関与する．まず，意図したコミュニケーションの概念表象である「メッセージ・レベル」の表象が生成される．次の「機能レベル」は，述語項構造 predicate argument structure の生成と検索されるべき単語の選択を伴う．この第二段階では，文を構成する複数のフレーズが準備される．つまり，メッセージ・レベルの表象に基づいて，意味的に特定された単語表象に，主題役割 thematic role（動

作主，対象，原因など＊訳者注)が割り当てられる．第三段階は，「位置レベル」の表象が生じる．ここでは内容語の音韻形態が検索され，発話の機能的表象に基づいて生成された音韻的にも特定された統語的枠組み内で配列される(語順の決定＊訳者注)．つまり位置レベルは，単一フレーズの計画段階で，機能レベルの表象に基づいて生成された統語的枠組みに，単語の音韻表象が挿入される(Garrett, 1975)．機能レベルの単語表象は"レンマ lemma"，位置レベルの単語表象は"レクシーム lexeme"という用語[1]で呼ばれている(Kempen & Huijbers, 1983; Levelt, 1989)．

単語検索には2つの処理段階があるという説は，目標語と意味的あるいは音韻的に類似した単語に置換する言い誤りの観察(Fromkin, 1971)からも支持される．この種の誤りは，単語の意味表象とその音韻表象の検索が別々の操作であることを示唆するが，2つの処理段階が一部重なりあうかどうかは未解決の問題である．混合性の誤り(目標語と意味的にも音韻的にも関係している語による置換)の存在は，2つの処理段階の間で何らかの"コミュニケーション"があることを示唆する．それは，単語が潜在的な置換による誤りとして活性化される確率に影響する．Garrett (1982) の言い誤りの実例についての分析は，混合性の誤りの確率が，意味的あるいは音韻的に類似する誤りよりも低く，混合性の誤りが偶然によって生じることを示唆した．この知見は，2つの処理過程が独立していることを支持する．しかし，前述したBaarsら(1975)とMartinら(1989)の研究と，本章の後半で検討するDellとReich(1981)の研究など他の分析では，正反対の結論が出されている．

FromkinとGarrettのモデルは，失語症に伴う単語検索障害の研究に1970年代と1980年代初期，特に米国で影響を与えた(たとえば，Pate, Saffran, & Martin, 1987; Saffran, Schwartz, & Marin, 1980; Schwartz, 1987)．単語検索に2つの処理段階があるという仮説は，単語の意味情報と音韻情報のいずれかの検索，あるいは両方の情報検索に問題がある異なるタイプの失名辞が存在するという知見と合致した．ほぼ同じ時

---

[1] lemmaとlexemeは，言語学に由来する言葉で，lexemeは語彙素と訳されることもある．しかし，認知モデルで使われるlemmaとlexemeは，単語検索過程に必要な表象あるいは処理段階の出力を指す用語である．このため本書では，これらのカタカナ表記と原語を併記し，訳出はしなかった．

期の英国では，Butterworth(1982, 1989), Morton と Patterson(1980) による別の単語産出モデルが，失語症学者に同じような影響を及ぼした．特に，Morton(1970)のロゴジェン理論に基礎をおく Morton と Patterson の単語処理過程モデルは，失語症学で重要な役割を果たしてきた．これは単語産出に限定したものでなく，単語処理過程のすべての側面を包含するモデルである．基本的に記述的な機能モデルであったが，単語産出の処理過程に焦点を当てるコネクショニスト・モデルの先駆けといえた．なぜならこのモデルは，単語の産出や識別のために単語表象が検索される前の，単語表象が閾値まで活性化される過程を説明しているからである．これは当時の他の段階モデル stage model が，単語検索をさまざまな処理段階における表象の選択と伝達として，単に記述するのとは対照的である．Morton と Patterson のモデルは，検索過程をよりダイナミックな言葉で記述する必要を認識していたものの，単語検索の基礎にある構造と機能は互いに独立し選択的に障害されると仮定している．これがコネクショニスト・モデルと異なる重要な点である．

　Morton と Patterson のモデルは，1980 年代と 1990 年代の認知神経心理学研究において中心的役割を果たした．なぜなら多くの研究者が，呼称障害と他の単語処理過程の後天的な障害(たとえば，失読，伝導失語)の基礎にある予想される反応パターンについて，仮説を立てるための枠組みとして利用したからである．失名辞の臨床的診断と治療における Morton と Patterson のモデルの役割については，第 4 章と第 5 章で検討する．

　この時期に発展し，なお強い影響力を保っているもう一つの機能的モデルは，Levelt の単語処理モデル(Levelt, 1983, 1989, 1992; Levelt et al., 1999)である．このモデルは，1990 年代の初期からコンピュータ上に実現されてきたが，言語の計算論的モデルの多くとは異なり機能単位(モジュール)で構成され，意味と音韻の単語検索の独立した過程を想定する．また，その当時の単語産出モデル(たとえば，Fromkin や Garrett のモデル)とは違い，このモデルを支持するデータは，実験的に誘発された呼称の誤り(Levelt, 1983)と，単語産出における意味と音韻の検索の探知を可能にする，呼称妨害の実験枠組みにおける反応時

間のデータ(Levelt et al., 1991; Schriefers et al., 1990)である．Fromkin と Garrett のモデルと同様に，Levelt は意味／統語表象の検索と音韻形態の検索という2つの独立した単語検索過程を提案した．2つの検索過程は，単語検索のほとんどの理論で共通する仮説だが，それらが独立しているという仮定は，すべてのモデルで共有されているわけではない．単語検索の各処理段階が互いに独立して生じるという主張を最も明確に打ち出したのは，Levelt の理論であった．

　Levelt と共同研究者たち(たとえば，Levelt, 1989, 1992; Levelt et al., 1999)は，言語産出における語彙アクセスの理論を発展させた．それは，より大きな機構において独立した2つの処理段階という仮定を組み入れたものであった．そのモデルは，検索の第一段階である概念表象とレンマ lemma の間のつながりを，第二段階の結果であるレクシーム lexeme での音韻符号化の操作と同様に詳しく説明する．レンマ lemma は単語の抽象的な語彙表象で，単語の意味概念とその音韻形態(レクシーム lexeme)と連絡されており，加えて単語の統語的属性がすべて含まれていると仮定されている．現在，彼らの理論は一部が WEAVER(活性化と照合による単語のコード化 Word Encoding by Activation and VERification の略語；Roelofs, 1992; Levelt et al., 1999)として知られるモデルでコンピュータ上に実現されている．このモデルの処理段階を図1-2 に示した．各段階の機能については以下で説明するが，これは単語検索にかかわる各処理段階(標準字体で表記)とその処理段階による出力(イタリック体で表記)を図示したものである．

語彙概念の着想的準備

　最初の処理過程で，メッセージ(意図したコミュニケーション)を発話に変換する行為が始まる．特定の語彙概念にかかわるすべての意味情報(感覚，論理，情動など)が集められ，適切な語彙概念と結合される．メッセージにより，単一または複数の単語が準備される．この段階は，語彙概念のすべての意味要素を含み，聴覚的あるいは視覚的入力に敏感である概念ノード node(認知モデルで処理単位を指す言葉＊訳者注)による概念ネットワークとして，Roelofs (1992)によりモデル化

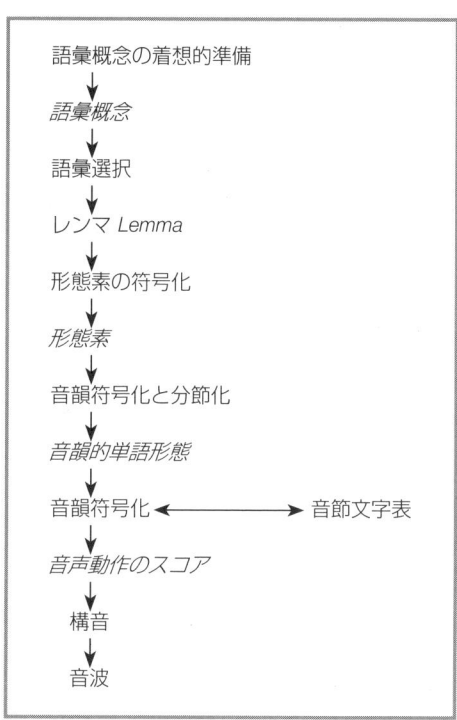

図 1-2 Levelt ら(1999)によって提案された単語検索の独立型段階モデル

されている．

語彙選択

　Levelt(1989)の最初のモデルとその最新版(Levelt et al., 1999)において，単語は2つの段階で処理されている．第一段階は，概念準備段階で最も活性化された語彙概念の入力に基づいて，心的辞書から検索されるレンマ lemma（単語ノード）の選択である．レンマ lemma の選択は，Garrett のモデルでの単語の意味と統語的側面を符号化する機能レベルと類似した仮定である，概念−意味的要因と統語的要因に基づく．この理論の重要な仮定は，ただ一つのレンマ lemma だけが検索されて，音韻符号化という次の段階に送られるということである．たまたま例外が起こることがあり，それが混合性の誤りに関するモデルの説明となっている．すなわち，統語構造が似ている2つのレンマ lemma（たとえば，

現在の単語検索モデル　　**23**

よく似た意味と品詞)が同時に選択されたとき,両方が音韻符号化段階に伝えられる.そして,その結果が混合性の誤り(たとえば,lecture/session → lection)である.

形態素の符号化,音韻的符号化と分節化

Levelt のモデル最新版(Levelt et al., 1999)では,単語形態へのアクセスは,形態素の形,韻律の形,音韻的内容という3つの単語表象の活性化が含まれる.形態素の情報(たとえば,動詞 + 過去形のマーカー)がまず検索され,次に韻律と分節の特性が決定される.その後,単語の音韻的文脈に一部依存した分節化が起こる.こうした処理段階から生じた表象は,単語の構音を導く音声表象 phonetic representation を生成する音声符号化過程(図 1-2 の音声動作のスコア phonetic gestural score に対応する＊訳者注)に送られる.

◦機能的モデルの仮説に対する異議◦

Levelt と共同研究者たちによるモデルは,構造的に独立した段階を想定する点で Garrett や Fromkin のモデルと共通するが,ある点(たとえば,分節化メカニズムの提案)でより詳細であり,それはコンピュータ上に実現されている.これらのモデルに共有される「単語検索はいくつかの独立した段階で生じる」という仮説は,モデルの発展を促進した言い誤りのデータによる検証結果から,深刻な異議が差し挟まれている.特に,置換における2つの現象—音の誤りの語彙性バイアスと,混合性の誤りへのバイアス—は,「処理段階は独立している」という仮説に異議を唱える.音の誤りにおける語彙性バイアス(Baars et al., 1975)とは,音素の誤りが非語(例：York Library → lork yibrary)よりもむしろ単語(例：barn door → darn bore)を生じる結果となる傾向を指す.また置換される単語における混合性の誤りへのバイアス(Martin et al., 1989)とは,意味的かつ音韻的に目標語に類似する単語の置換が起こりやすい(例：penguin → owl あるいは penguin → pencil よりも penguin → pelican となる)ことを指す.Butterworth(1982, 1989)は,こうした2つの現象を Garrett,Fromkin,Levelt のモデルとかなり共通した単語

産出モデルを用いて説明している．Butterworth のモデルも，単語検索は単語の意味と形態の検索という 2 つの独立した処理過程で起こると仮定するが，語彙性バイアスと混合性の誤りへのバイアスを説明するために，Butterworth は語彙検索後の編集メカニズムを提案した．編集装置が，単語検索の出力を発話表出段階に伝達するために語彙性の基準を使うと想定すれば，音韻の誤りが偶然実在語の形をとった場合，誤った編集がしばしば起こると考えるのは論理的である．もし編集装置が，出力の意味と音韻形態に敏感であると仮定するならば，混合性の誤りについても類似した論理で説明が可能である．すなわち，語彙検索システムが間違った単語を選択し，それが意図した単語と意味的かつ音韻的に類似している場合，語彙検索後の編集は，単語の誤りが意図された単語と単に意味的あるいは音韻的に関連しているか，もしくはまったく関連していない場合よりも，誤りを認識しにくいと考えられるのである．

　Butterworth のモデルも，意味と音韻の検索段階の独立性を前提としているが，単語産出メカニズムに語彙選択後の編集が付加されたことで，必然的に，語彙産出システムのすべての情報が編集装置で再現されることになる．これは，情報縮約の原理を破る解決といえる．語彙処理過程に組み込まれた "内蔵の編集装置 built-in editor" というメカニズムを仮定することは，より合理的かもしれない．これは，まさに相互活性化モデル（たとえば，Dell & O'Seaghdha, 1992; Eikmeyer, Schade, Kupietz, & Laubenstein, 1999; Harley, 1984）が想定する内的メカニズムである．それは，単語検索のために最も適切な候補の活性化を助けるが，単語間の類似性は意図した単語と競合する単語の選択を導くことが時々あるため時折言い誤るのである．

　表象レベルの「相互作用性」対「独立性」の議論は，ある時期ほとんど健常者の言語過程の研究領域だけで行われてきた．失語症研究の枠組みは，もともと "箱と矢印" 型の機能的モデルに基づいていたが，こうしたモデルの説明能力に限界のあることが明らかになり，1980 年代の後半から失語症における障害の複雑性を説明する方法として，正常な言語処理過程のコネクショニスト・モデルを探究する努力が始まった．Saffran, Schwartz, Dell と共同研究者たちは，正常なシステムと障害されたシス

テム両方の単語処理過程を説明することにおいて，単語検索の相互活性化モデル interactive activation model が有効であることを実証する一連の研究を行った．以下で，このモデルと研究について検討する．

○単語検索の相互活性化モデル（局所表象型コネクショニスト・モデル）：Dell(1986; Dell & O'Seaghdha, 1992; Foygel & Dell, 2000) ; Rapp & Goldrick(2000)○

Gary Dell は 1986 年に出版した非常に影響力のある論文で，文産出理論の一部として，コンピュータ上に実現された単語検索モデルを報告した．Dell のモデルは，機能的モデルと同様に単語検索が 2 つの処理段階で起こると仮定したが，2 つの処理過程が独立しておらず，きわめて相互作用的であると想定する点で，機能的モデルとは決定的に異なっていた．このモデルを支持する言語データは，独立した 2 段階を想定するモデルと同じく，言語産出における機能低下の証拠を裏づける言い誤り（例：TOT 状態，ポーズ，躊躇）である．Dell のモデルは，語彙選択後の付加的なメカニズムを想定しなくとも，言い誤りにおける語彙性バイアスと混合性の誤りを説明する方法を提供した．

単語検索における意味と音韻の影響の相互作用は，2 つのメカニズムを想定することで生じる．(1)単語の意味表象と音韻表象へのアクセスは，表象間で情報がフィードフォワードとフィードバックの両方向に送られるという拡散活性化によって生じる．(2)単語検索の 2 つの処理段階は時間的に重なる．したがって，単語ノード（レンマ lemma のようなもの）の検索は，意味表象と音韻表象の活性化の強さに影響を受ける．図 1-3 は，Dell の初期のモデル（Dell, 1986）における単語検索と文産出に対比するものとして，単語検索過程のみに焦点を当てた Dell の単語産出モデル（Dell & O'Seaghdha, 1992）を示している．

このモデルには，意味，語彙，音韻という 3 つの表象レベルがある．語彙−意味表象 lexical-semantic representation（単語に特化した意味表象を指している＊訳者注）を支える概念表象が想定されているが，詳細なものではない．単語産出では，初期刺激された意味特性ノードから語彙ノードへ，そして語彙ノードから音韻ノードへとフィードフォワード

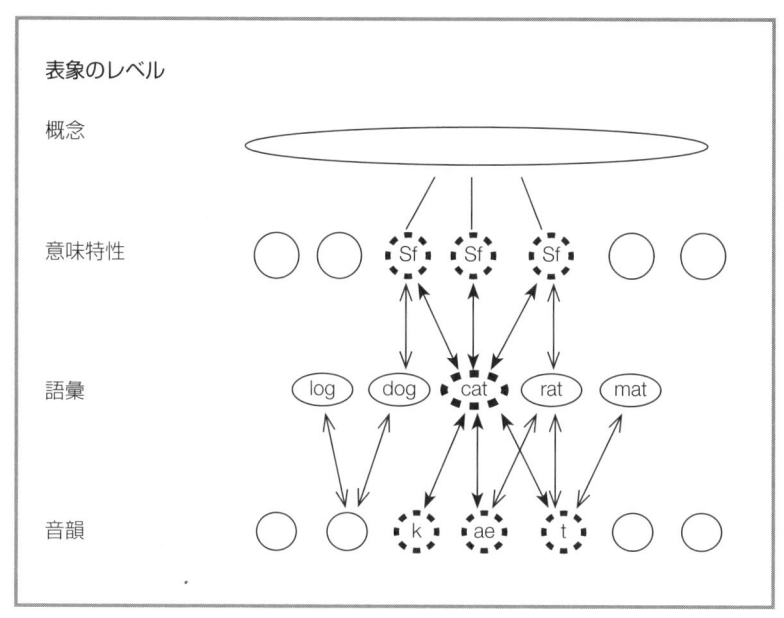

図1-3 単語産出の相互活性化モデル
図は単語産出にかかわる単語表象のレベルと表象間の双方向的関係を示している．

の活性化が広がる．拡散活性化は2方向の過程であり，フィードフォワードの活性化だけでなく，活性化の各段階で，それに先立つレベルの表象へフィードバックする活性化がある．語彙ノードによって活性化された音韻分節は，それらが関係するすべての単語に，その活性化の一部を戻すのである．時間的推移に伴いフィードフォワードとフィードバックの過程は，実在する形態素や単語に対応する音韻ノードの目標配列の活性化を強化する役目をする．この"内蔵の編集装置"は，非語が生じることを防ぐもので，Butterworth(1989)や他の研究者が語彙性バイアスと混合性の誤りという現象を説明するために提案した独立した編集過程に代わるものである．同時に，目標とした語彙ノードと競合する単語と形態素のユニットを活性化することによって，他のタイプの言い誤りを導くのも，このフィードバック・メカニズムである．

単語検索における意味表象と音韻表象の相互作用性と独立性について

は，活発な議論が続いている．Rapp と Goldrick(2000)は失語症のデータに基づいて，相互作用は語彙と音韻の間の処理過程にのみ存在すると主張した．Levelt と共同研究者たちは，健常者の単語検索における意味と音韻の活性化の時間的推移に関する研究を数多く行い，そのデータは独立した処理過程を想定するモデルを支持すると主張している．さらに，言い誤りは意味–語彙–音韻の相互作用(たとえば，語彙性バイアス，混合性の誤り)を示唆するが，言い誤りは複数の処理の結果で，単語検索の正常なオンラインでの処理を正確には反映しないかもしれないと主張している．しかし重要なのは，認知モデルが正常な処理過程と障害された処理過程の両方を説明できるのかということである．この点に関して，相互活性化モデルは特に単語検索の説明で非常に成功を収めてきた．次節では，相互活性化モデルの単語処理過程についての理論と単語検索障害診断への応用について述べる．

相互活性化(IA)モデルによる失語症の説明： いくつかの例証

Schwartz ら(1994)は，失語症にみられる発話の誤りを説明するために，相互活性化モデルを使った先駆的研究の一つを報告した．誤りの生起率と誤反応タイプの分布を健常者の言い誤り(London-Lund の言い誤りの資料，Garnham, Shillcock, Brown, Mill, & Cutler, 1982)と比較して，ジャルゴン失語を呈した症例 FL における言い誤りのパターンが評価された．この研究は，単語の開いたクラス open class(名詞，動詞など，新しい成員の増加が常に可能な語の範疇＊訳者注)と閉じたクラス closed class(前置詞など，新しい成員の追加を容易に許容しない語の範疇＊訳者注)での誤りの比率は，2つの言語資料で類似したが，無関係な語による置換(例：gone → caught)の比率が FL で非常に高くなったことを明らかにした．Schwartz と共同研究者たちは，FL のこうした誤りのパターンは，単語検索の2つの処理段階が独立していると想定するモデル(たとえば，Garrett, 1982)では説明できないと指摘した．FL の形式錯語 formal paraphasia(語音が類似した単語による誤り，例：food → fuse)はわずかであったが，音韻的に関連した非語による誤

り(例:speak ▸/spisbid/)が非常に多かった.Schwartz ら(1994)は,単語検索の相互活性化モデル(Dell, 1986; Dell & O'Seaghdha, 1992)を,その説明に用いた.前述したように,このモデルは意味,語彙,音韻という3つの表象による処理段階からなり,一連のフィードフォワードとフィードバックの活性化サイクルによって,活性化は同じ表象内だけではなく別の表象にも拡散する(図 1-3 参照).この活性化の広がりは,結合強度 connection strength[2](拡散する活性化の度合い)と減衰率 decay rate(不応期 resting level に向かう活性化減衰の割合)という2つのパラメータによって規定されている.他の媒介変数は,ノイズと単語が検索されるまでの時間経過である.活性化の拡散は,意図した単語とそれに関係する単語の表象を初期刺激する.単語検索が起こるとき,最も活性化していた表象(通常は,意図した単語)が他の活性化していた表象に優先して回収される.検索後の活性化抑制は,検索された単語表象を"それる"のである.そして,この単語検索の処理段階は,選択された単語の音韻が符号化される第二段階へと続く.

　Schwartz ら(1994)は,単語活性化過程において結合強度が弱くなったために,FL の誤りが生じたと解釈した.通常,目標語と音韻的に類似した単語を選んでしまうという誤りは,拡散する活性化が音韻ノードを初期刺激し,語彙ネットワークへフィードバックしたときに起こる.このフィードバックは,目標とした語彙ノード(図 1-3 では"cat")を新たに活性化させるが,また音韻的に類似している語彙ノード(図 1-3 で

---

[2] これは,仮想的な神経細胞であるユニット unit(ないしノード node)を処理単位とする認知モデルの基本原理を表す用語で,connection weight という表現も使われる.こうしたモデルは,ユニット間の相互作用によって情報が伝達される認知システムを想定するが,その相互作用はユニット間の結合強度により制御される.これが,この種の認知モデルをコネクショニスト・モデルと呼ぶゆえんである.結合強度は,学習によって獲得した知識をコード化しているともいえる.事実,この考え方を先駆けて示した並列分散処理モデル Parallel Distributed Processing model(PDP モデル)の提唱者である Rumelhart ら(1986)〔Schemata and sequential thought processes in PDP models. In McClelland, Rumelhart, & the PDP research group. *Parallel distributed processing: Explorations in the microstructure of cognition Volume 2: Psychological and Biological Models.* (pp.7-57)〕は,「学習は単に結合強度の調整によって生ずる」「貯蔵されるのは,結合強度のセットである」(p.21)と述べている.なお,神経系の構造(神経細胞と軸索)を模したモデル(ニューラル・ネットワーク・モデル neural network model)であることを踏まえて,「結線強度」〔伏見貴夫,辰巳格(2005)『音韻機能の障害』,笹沼澄子編『言語コミュニケーション障害の新しい視点と介入理論』〕という用語が使われることもある.

は"mat")も活性化させる．こうした初期刺激された競合する表象は通常検索されないが，もし目標ノードの活性化が弱まれば，競合する表象が回収されて誤る可能性が高くなる．結合強度が弱くなったとき，音韻レベルと語彙レベル間のフィードバックの活性化も弱くなり，音韻的に類似した競合する語彙項目を活性化することがあまり起こらなくなる．したがって，この状況で語彙選択後の音韻符号化過程で生じる誤りは，音韻的に類似する非語が圧倒的に多くなる．保続も，結合強度が弱くなると増加するだろう(Martin & Dell, 2004 参照)．これは，現在進行中の目標語の活性化が弱い場合，前の発話で検索された単語の活性化の残余が，それらをより強い競合相手にさせるからである．

　Martinら(1994)は，大脳の動脈瘤による後遺症で失語症となった，若い男性NCの急性期における呼称と復唱における誤反応パターンを説明するために，DellのIAモデル(1986; Dell & O'Seaghdha, 1992)を使った．NCの自発話は流暢であったが，意味性錯語が多く，音韻的に類似した単語や非語が表出された．NCは重度の聴覚的理解障害を示したが，読解は軽度障害であった．NCの言語表出における誤反応パターンは，注目すべき特徴が2つあった．第一に，単語復唱で意味性の誤りをしたことである("深層失語 deep dysphasia"として知られるパターン)．第二に，発話において形式錯語(目標語の語音に類似した単語による置換)の生起率が比較的高かったことである．呼称でのNCの誤りのパターンは，健常者の誤りのパターンから逸脱していただけでなく，失語症の文献でもまれにしか報告されてこなかったものであった(たとえば，Blanken, 1990; Howard & Franklin, 1988)．さらにNCのパターンは，形式錯語が少なく音韻的に類似した非語を多く産出したFLとは非常に異なっていた．Martinらは，NCの誤反応パターンが，Dellのモデルにおける拡散活性化の2つのパラメータの一つである減衰率の問題からきているという説を提案した．彼女らは，活性化されたノードがあまりにも速く減衰し，この障害が意味-語彙-音韻のネットワークにおけるすべてのノードに影響するという仮説を立てたのである．これは，どのようにして形式錯語の高い生起率という結果をもたらすのだろうか．

　先に述べたように，語彙活性化の間，音韻ノードから語彙レベルへの

フィードバックの活性化に十分な結合強度がある場合，形式錯語は語彙レベルで生じる．図 1-4 は，単語検索におけるフィードフォワードとフィードバック過程の時間的推移を図示したものである．

　図 1-4 は，フィードフォワードとフィードバックの活性化サイクルが始まったとき，目標ノード(cat)と意味的に類似し競合する dog と rat が，活性化される最初のノードであることを示している．目標語と音韻的に類似した語彙ノード(例:can)は後で，初期刺激された音韻ノードからのフィードバックによってのみ活性化される．表象が"初期刺激"されたとき，その活性化レベルは高くなるが，次の活性化サイクルが起こり，それをもう一度"再刺激"するまで，表象の活性化は，ある割合ですぐに減衰し始める．この周期的な"活性化-減衰-再活性化"という過程は，単語検索が起こるまで活性化レベルを保つよう制御されている．

　通常，話者が言おうと意図した単語は，それが目標語であるために最も強い活性化を得る．同時に，競合する表象はフィードフォワードとフィードバックの最初の活性化サイクルを通して，ある程度の量の活性化を得る．こうした競合する表象のなかで，次に強く活性化されるもの，つまり目標語に最も近似するもの(そして，それゆえに最も単語の誤りとなる可能性のあるもの)はどれか．呼称では，意味的に類似した語彙ノード(dog, rat)が音韻的類似のある単語よりも活性化するだろう．なぜなら，それらは初期刺激され，語彙選択の時間的推移を通して活性化を蓄積する時間がより多くあるからである．さらに，目標語と音韻的にも類似した意味的に競合する表象(rat)の活性化レベルは，音韻レベルからのフィードバックによる活性化も加わるため，さらに高まる．図 1-4 に示すように，目標語あるいは意味的に競合する表象と音韻的に関係する近接語彙ノードは，音韻レベルからのフィードバックによって初期刺激されるが，こうした近接ノードの活性化レベルは比較的小さい．NC の例が示したように，競合する表象のなかで最も活性化の弱い音韻的に類似した語彙ノードが，なぜ高い確率で誤って選択されるのかという疑問が生じる．NC の単語検索障害があまりにも速い減衰のためであるという Martin ら(1994)の仮定は，この謎を説明できる．ネットワークすべての結合が活性化の減衰率の増加に曝された場合，意味的に類似した

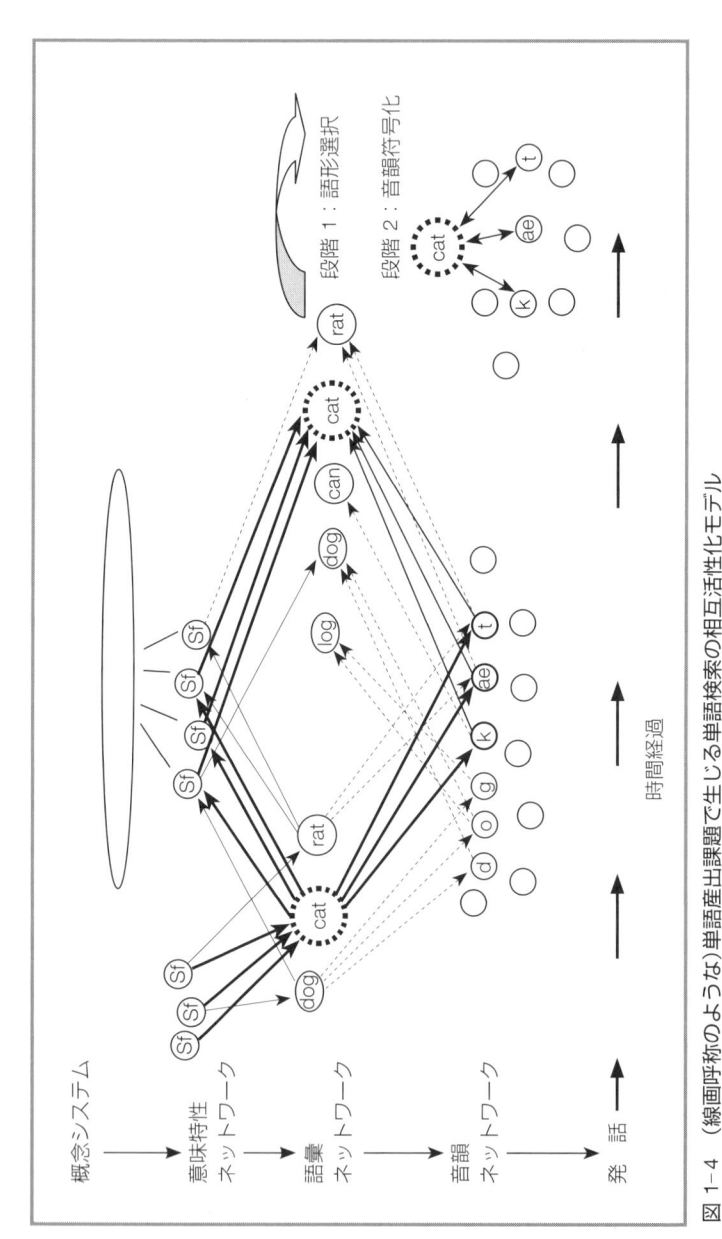

図 1-4 （線画呼称のような）単語産出課題で生じる単語検索の相互活性化モデル
図は、単語復唱の Martin ら (1994) のモデルに基づく。ここでは、語彙ネットワーク (段階 1) からの語形の選択と音韻符号化 (段階 2) に先立つ時間的推移に伴う拡散活性化の経路を示している。

表象の活性化における利点は，実のところ欠点に変わる．なぜなら，先に刺激された表象(目標語と意味的に競合するもの)は，後で刺激された表象(音韻的に類似する語彙ノード)に比べて，より増加した減衰率の累積効果に曝されるからである．したがって，"正常な"設定よりも減衰率が増加した場合，後で活性化された競合する表象(音韻的類似語)が誤って選択される可能性が高くなるのである．

図1-5は，課題が単語復唱であった場合の，語彙アクセスにおけるフィードフォワードとフィードバック過程の時間的推移を図示したものである．減衰率の障害は，この課題で意味性の誤りの生起率を高くする．なぜなら，復唱では目標語(cat)と音韻的に類似した語彙ノード(can, rat)が最初に刺激され，意味的に関連した語彙ノードは意味表象のレベルからのフィードバックによって後で刺激されるからである．呼称における形式錯語と意味性錯語の出現確率の変化の基礎にある同じ原理が，その変化が反対になる復唱にも応用できる．減衰率が増加すると，意味性の誤りへとシフトするネットワークの効果で，初期刺激されたノード(目標語 cat と音韻的に類似したもの can, rat)は，後で刺激される意味的に関連したノードよりも，単語検索の進行中その活性化が弱くなる(詳細は Martin & Saffran, 1992 参照)．

Martin ら(1994)は，活性化されたノードがあまりにも速く減衰することが，復唱における NC の意味性の誤りと，呼称における形式錯語の原因であるという仮説を検証した．重要なことは，Dell と O'Seaghdha のモデル(1992)における単独損傷(減衰率の全体的増加)が，NC の呼称と復唱の誤反応パターンを説明できることを示したことである．Schwartz ら(1994)と Martin ら(1994)の研究は，"処理過程"障害"processing" impairment という考え方を有効と認め，処理過程障害の"タイプ"により誤反応パターンが変化することを確認したといえる．Schwartz ら(1994)が，弱まった結合強度で，FL における音韻的に類似する非語による誤りと保続を説明できることを示したのに対し，NC における呼称での形式錯語と復唱での意味性誤反応の生起率の高さは，異常なほど速い減衰率で説明できたのである．

こうした知見は，複数の症例研究に拡大され，1997 年に Dell, Schwartz,

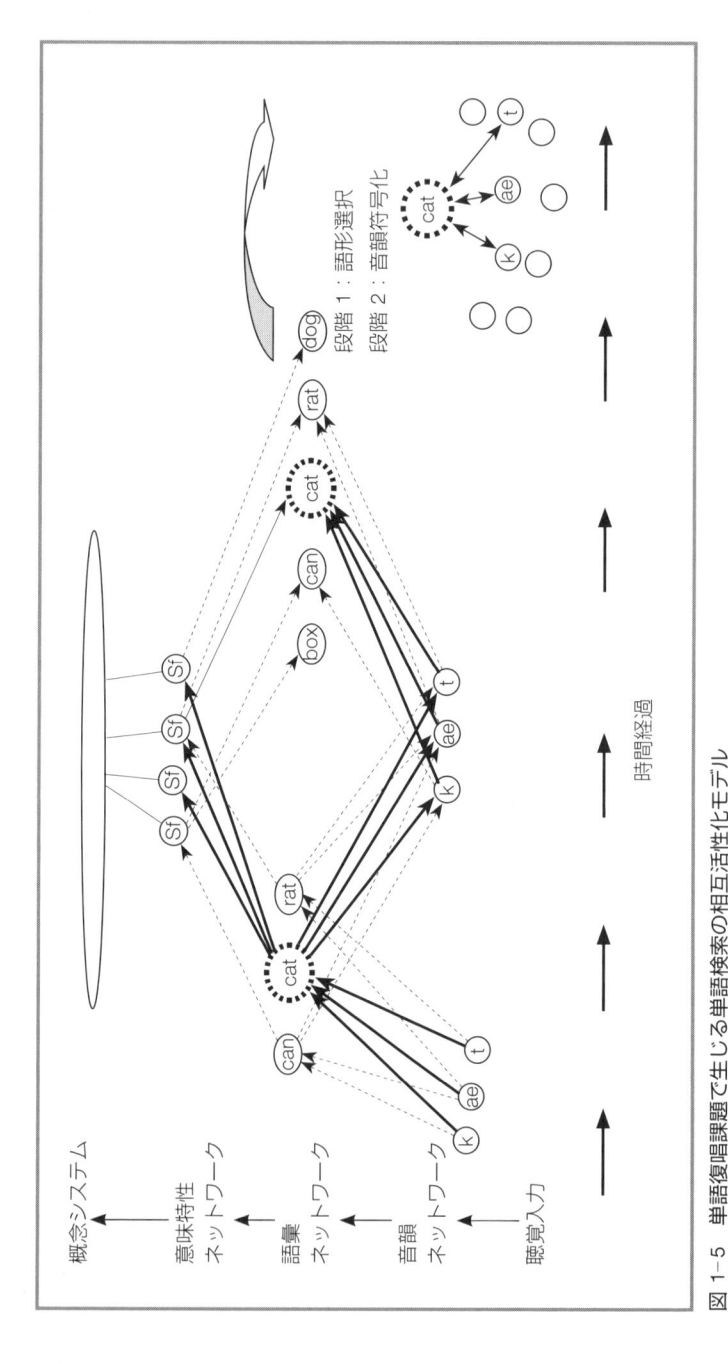

図 1-5 単語復唱課題で生じる単語検索の相互活性化モデル
図は，単語復唱の Martin ら (1994) のモデルに基づく．ここでは，語彙ネットワーク (段階 1) からの語形の選択と音韻符号化 (段階 2) に先立つ時間的推移に伴う拡散活性化の経路を示している．

Martin, Saffran と Gagnon は, IA モデルを失語症患者 21 名の呼称成績に適用することを試みた. Dell と彼の共同研究者たちは, 失語症の誤反応パターンが, "正常な"パターンとランダム・パターンの連続性のうえにあるという, 彼らが"連続性"仮説と呼んだものを検証しようとした. Dell の呼称モデルを用いて彼らは 2 つのパラメータ(拡散活性化の強さを調節する「結合強度」と, 活性化されたノードの減衰の割合を制御する「減衰率」)を変えることによって, 失語症における障害を把握できると提案した. さらに, こうした障害が意味表象や音韻表象レベルに選択的に影響するというよりも, 単語検索システム全体に影響すると想定した. この研究(Dell et al., 1997)の結果, 意味-語彙-音韻のネットワーク内で 2 つのパラメータを全体的に変えることにより, Dell のモデルが健常者と失語症の誤反応パターンの分布をシミュレートできることが実証された.

　もちろん, 誤りのパターンをシミュレートする計算論的モデルを作ることは, 難しいことではない. Dell ら(1997)は, モデルの真の妥当性が証明されるのは, モデルの適用範囲外ではあるがモデルによって把握された機能に基づく別の現象を予測するのに, そのモデルを使うことができたときであると指摘している. 彼らは, そのような別の現象を予測するのに, モデルの出力(結合強度のパターンと減衰率の障害)を使った. まず, 真の形式錯語はおそらく語彙レベルで生じるために, 品詞の情報は保たれるはずであるという予測を検討した. Dell のモデルでは, 形式錯語は語彙レベルで生じる純粋な単語選択の誤りか, あるいは偶然に実在語となった音韻性の誤りと考えられる. 目標語が名詞である線画呼称課題では, 語彙レベルで生じる形式錯語は, 純粋に単語レベルでの誤りのために, 名詞となる確率はチャンス・レベル以上となるに違いない. また, 真の形式錯語は, あまりにも速い減衰率と強い結合強度をもつ患者でよく起こるはずである. これは, 強い結合強度が, 語彙ネットワークへフィードバックする活性化の拡散を支えるのに必要とされるためである. 音韻性の誤りが偶然名詞となるのは, チャンス・レベルのはずである. また, この誤反応パターンは, 結合強度が弱いために呼称障害をきたす患者で, より多くみられるに違いない. このような仮説を検証するために, Dell ら(1997)は被験者グループを, その誤反応パターンが

結合強度の強いものと弱いものでモデル化したものに分けた．結合強度が強いグループでは，形式錯語が名詞である確率はチャンス・レベルよりも高く，結合強度が弱いグループではチャンス・レベルであるという，予測された結果が確認された．

また Dell ら(1997)は，フィードバックの強い活性化による別のタイプの誤反応についての予測も検証した．これは，目標語と意味的にも音韻的にも関連している混合性の誤りで，こうした誤りは呼称で強い結合強度を反映した誤反応パターンを示す被験者で，広く認められるに違いないという予測は確認された．すなわち，強い結合強度をもつ被験者は，目標語が混合性の誤りで置換される効果を示したが，弱い結合強度をもつ被験者では，これは認められなかった．

●言語理論検証のための計算論的認知モデルの利用●

実際の患者から得たデータをモデル化するという，Dell ら(1997)の努力は目をひいた．それは先駆的な研究と受け止められたが，Ruml と Caramazza(2000)は強く批判し，言語処理過程の理論を評価するために計算論的モデル computational model を使うことの妥当性について，いくつかの疑問を投げかけた．彼らは，患者の呼称データに対する Dell らのモデルの適合度は高いとはいえず，それゆえ語彙アクセスの理論を支持するものとはみなせないと主張した．Ruml と Caramazza(2000)は，その呼称データにより適合する数理モデル(数式だけで表現されているモデル＊訳者注)を開発した．しかし，そのモデルは認知理論に基づいたものではなかったために，他の言語現象について予測を立て検証することには使えなかった．Dell ら(1997, 2000)は，あるモデルの成功は，データへの適合に基づいた予測能力にあることを強調したが，Ruml と Caramazza(2000)は，Dell らのモデル(1997)に基づく予測が，語彙アクセスと失語症の障害の性質に関する彼らの説にとって代わるものではないと反論した．

この２つの研究グループ間の鮮烈ともいえる論争は，言語データの計算論的モデル化の領域で多大な貢献をした．これらの論文は，コミュニケーション科学のこの側面に関心がある読者に強く推奨できるもので

ある．RumlとCaramazzaは，計算論的モデルの妥当性を評価する際の重要な観点を提示し，Dellら(2000)は，言語理論を発展するうえで計算論的モデルが果たす役割について興味深い考察をしている．重要な点は，モデルは理論を説明し，実際のデータと対立する理論を検証するのに使われるということである．あるモデルがデータに適合しない場合は，理論の推論が間違っているか，あるいはモデルが再現しようとした現象のある側面について把握していないのである．ある特定現象のすべての側面を計算論的に例示することはできないので，計算論的モデルはしばしば単純化した仮定で構成される．認知理論を検証する計算論的モデルを開発する科学は非常に新しく，Dellら(1997, 2000)とRumlとCaramazza(2000)の間の論争は，言語の心的過程を理解するうえで計算論的モデルがもつ限界と貢献の可能性について恰好の概論となっている．以下では，Dellらのモデル化の努力への批判に端を発した別の立場の研究を取り上げる．

すべての誤反応パターンをモデルが説明できないとき，何が起こっているのか？

Dellら(1997)のモデルは，文献で報告された失語症の誤反応パターンを，すべて説明できたわけではなかった．このモデルが，失名辞の症状で頻発する"無反応 no response"という誤りのタイプを説明することができなかったことは重要である．この誤りは，たとえば刺激絵の名前を聞かれたとき，しばしば無反応となり"知っているけど，言えない"のような発言をすることも含む．Dellら(1997; Foygel & Dell, 2000; Martin et al., 1994; Martin et al., 1996)が使ったIAモデルのコンピュータ上の例示には，"無反応"の誤りを生じるメカニズムがなく，呼称課題で"無反応"が高い比率となる失語症患者の誤反応パターンを説明する能力に限界がある．ただし，IAモデルはこの問題(Dell, Lawler, Harris, & Gordon, 2004)に対応するために，選択閾値のパラメータ(Laine, Tikkala & Juhola, 1998; Roelofs, 1992)を用いて最近修正された．

Dellら(1997)の研究では，意味性錯語の高い生起率と，"無反応"を除く他のタイプの誤りがわずかしかみられない誤反応パターンも説明

できなかった．このパターンは一般的ではないが，たとえば Rapp と Goldrick (2000) により報告されている．Rapp らの研究では，複数の単語検索モデルが，健常者の言い誤りパターンと，脳損傷患者の呼称でのやや典型性に欠ける誤反応パターンを説明する能力が評価された．検討されたのは，(1) カスケード型拡散活性化モデル，(2) 相互活性化モデル，(3) 部分的な相互作用モデル，(4) 相互作用がまったくないモデルで，これらは相互作用をどう想定するかにおいて異なっていた．言語データは，誤りのパターンが意味性錯語と無反応によって特徴づけられる患者 2 名 (KE と PW) の呼称反応であった．言語評価から，KE は意味処理過程が関与する多様な入出力課題で意味性の誤りがみられるため，中核的意味障害 central semantic deficit があると考えられた．PW の場合，単語と絵のマッチング課題のような単語入力の処理課題が良好であったため，意味性錯語は語彙選択後の原因から生じていると考えられた．Rapp と Goldrick (2000) は，こうした 2 つの障害が，語彙レベルと音韻レベルに相互作用を限定するモデルによって説明できることを示した．そして，これを"限定的相互活性化 restricted interactive activation (RIA)"モデルと呼んだ．

　Rapp と Goldrick (2000) の研究と Dell ら (Dell et al., 1997; Martin et al., 1994; Martin et al., 1996; Schwartz et al., 1994) の研究から，個々の患者データは言語処理における貴重な情報を提供できることがわかる．Dell ら (1997)，Rapp と Goldrick (2000) によるモデル化の努力は，単語処理の異なる側面と，その障害の原因を想定することに焦点が当てられた．Dell ら (1997) は，処理過程全体の障害という考えを示した．すなわち，言語機能障害は，ゆっくりした活性化やあまりにも速い減衰の結果として生じうると考えた．対照的に Rapp と Goldrick (2000) は，障害部位に焦点を当てる失語症に対する伝統的アプローチを強調した．以下では，障害部位によって損傷された Dell のモデルの異なるバージョンを使って，Rapp と Goldrick の研究を追試した Foygel と Dell (2000) の研究を検討する．

相互活性化モデルにおける局所損傷の研究

　FoygelとDell(2000)は，語彙アクセスに関する相互活性化モデルの2つのバージョン——結合強度-減衰モデル weight-decay model(Dell et al., 1997, 2000)と意味-音韻モデル semantic-phonological model——が，線画呼称課題での失語症の誤反応パターンを説明する能力について検討した．前述のように結合強度-減衰モデルは，システムの活性化の流れを統制するパラメータ，すなわち結合強度(ネットワークでの拡散活性化の強さ)と減衰率(活性化が減衰する割合)の損傷によって，言い誤りのパターンが説明できると予測する．減衰での問題(減衰率が増加するが結合強度は正常)は，良好な相互作用を反映する誤反応パターン，たとえば強いフィードバックを必要とする形式錯語の高い生起率を最もよく説明する．結合強度の損傷(減少した結合強度と正常な減衰率)は，弱まった相互作用を反映する誤反応パターン，たとえば音韻的に類似した非語による誤りを最もよく説明する．FoygelとDell(2000)は意味-音韻モデルが，こうした誤反応パターンにおける同様の相違をとらえることができることを示した．処理過程障害の一つのタイプ(結合強度の減少)を仮定し，損傷部位が意味レベルと語彙レベルの間か，語彙レベルと音韻レベルの間の結合，あるいは両者の組み合わせであると想定することによって説明した．さらに，良好な相互作用を反映する誤反応パターンは，弱まった意味の結合強度と，正常あるいはほとんど正常に近い音韻の結合強度をもつ意味-音韻モデルで最もよく説明でき，減少した相互作用を反映する誤反応パターンは，意味の結合強度は正常かほとんど正常に近いが，音韻の結合強度が弱い状態の意味-音韻モデルで最もよく説明できることを示した．

　FoygelとDellの意味-音韻モデルは，結合強度-減衰モデルで再現された失語データのすべてを説明することができた．これは，伝統的失語分類が(意味障害と音韻障害の観点から)相互活性化モデルでとらえられることを示している．しかし，このモデルは誤反応のほとんどが意味性錯語となる症例PW(Rapp & Goldrick, 2000)のような患者の誤りパターンを説明することができないかもしれない．とはいえFoygelとDell

は，純粋な語彙−意味損傷を用いて，このパターンに近似する再現をした．それは，意味性錯語の高い生起率をもたらしたが，(PW の誤反応パターンにはみられない)形式錯語もいくらか生起する結果となった．

　こうした計算論的モデルによる研究が，1990 年代後半から 2000 年の初めにかけて疾風のように出現したが，それ以来，重要な研究はわずかしか加えられていない．Schwartz と Brecher(2000)は，Dell ら(1997)のモデルを呼称能力の回復を検討するための理論的枠組みとして使った．特に，呼称障害の重症度と回復に関係して誤反応パターンがどう変化するかについて，相互活性化モデルはいくつかの予測を立てた．たとえば，呼称障害の回復は音韻性錯語の減少として反映されるが，意味性錯語は減少しないはずだという予測は，彼らが実際に観察したパターンであった．上述したように，構成単位の活性化に閾値 threshold を付加したことにより，モデルが無反応を含む誤反応パターンをとらえることが可能になったことは，別の進展であった．最近 Schwartz, Dell と Martin(2004)は，Dell の原著論文での(21 名の失語症患者を用いた)結果を，結合強度−減衰モデルと意味−音韻モデルを使って，97 名の患者データを用いた研究で完全に再現したと報告した．彼らは，意味−音韻モデルのほうがすべてのデータを説明するのに有効であったと指摘している．

　このような局所表象型コネクショニスト・モデルを用いた研究は，認知モデルを失語症における障害の特質と回復と治療の基礎にあるメカニズムに関する理解にとって重要である問題に結びつけるうえで，有意義な進歩をもたらした．さらなる知見が，分散表象型コネクショニスト・モデルを用いた最近の研究からも得られているが，患者の課題成績を直接モデル化した例は少ない．この点に関しては，局所表象型コネクショニスト・モデルが，より成功を収めているといえる．それでも，分散表象型コネクショニスト・モデルを用いて，失語症者の言語成績で検出されたさまざまな心理言語学的効果を説明する重要な研究がいくつかある．以下で，そうした研究を検討する．

●単語処理過程の分散表象型コネクショニスト・モデル●

　単語処理に関する分散表象型コネクショニスト・モデルは，単語処理過程のダイナミックス，刺激特徴の効果に関する問題設定，処理過程の時間的推移，単語検索における他のダイナミックな変数に関して，局所表象型コネクショニスト・モデルと類似している．しかし，2つの重要な点で異なる．それは，(1)単語がどのように表象されているか，特に単語の意味表象についての仮定と，(2)学習する能力についてである．分散表象型コネクショニスト・モデルには，並列分散処理系(McClelland & Rumelhart, 1988)，アトラクター・ネットワーク(Hinton & Shallice, 1991)，系列処理の振動子モデル(Vousden, Brown, & Harley, 2001)，自己組織化マップのネットワークを連結したモデル(Kohonen, 2001)などいくつかのタイプがある．これらのモデルは，意味システムを意味特徴の集合として表現している．それは，意味特徴が相互に共通する度合いによって距離がとられた空間に組織化されている．単語(音韻表象)は，その意味(単語によって示された概念を構成する意味特徴の集合)と連結されている．これらモデルの組織化という側面は，相互活性化モデルと違うわけではない．ただし相互活性化モデルでは，意味表象と音韻表象の間を仲介する語彙ノードの層があり，また意味表象と音韻表象の間の結びつきは学習されるのではなく，むしろあらかじめ設定されている．

　分散表象型モデルは，言語機能障害の診断と治療に関係する単語処理過程のある側面を実証することに成功している．PlautとShallice(1991)による単語音読のモデルは，具象語と抽象語(より少ない意味特性をもつ)を処理する意味ネットワークを含んでいた．彼らはこのモデルを"損傷"させて，具象語が抽象語よりも正確に音読され，意味性錯読が出現する深層失読 deep dyslexia に特徴的な音読パターンが再現できることを示した．この研究は，計算論的モデルを用いて認知的現象を説明する，初期の試みにおける好例である．数年後 Plaut と Shallice(1993a)は，失語症でみられる単語全体の保続 perseveration という現象をモデル化した．彼らは，言語機能障害が意味に影響を及ぼしたとき保続が起こりやすいという，しばしば観察される現象を実証することができた．

以来，Plautと共同研究者たちは，失語症で観察されるさまざまな現象〔たとえば，失語におけるアクセス障害[3]と意味痴呆における意味"貯蔵の劣化 degraded-store"による障害(Gotts & Plaut, 2002)〕を理解する助けとなるようなモデル化の研究を数多く行ってきた．本書の失名辞治療に関する章(第5章＊訳者注)では，失語症における再学習の問題に焦点を当てたPlautの計算論的研究の一つ(Plaut, 1996)を取り上げる．この研究は，どうすれば学習と再学習の効果を最大限にできるか，そして再学習を最大限にするために，セラピーにおける刺激をどのように構成すればよいのか，という重要な洞察をもたらした．この研究が提示した予測は，直ちに臨床で直接検討され(Kiran & Thompson, 2003)，その正当性が立証された．

本章の要約

失語症の特質を理解するうえで，単語検索の認知モデルが有効であることが，先行研究の検討から示唆される．直接，特定の事例における言語行動を説明するのに使われた認知モデルもあれば，失語症で観察された一般的な効果についての説明や，他の認知機能障害がモデルでどのように表現できるのかという問題に使われてきた認知モデルもある．Fromkin, Garrett, Levelt, Dell, そしてMortonとPattersonは，正常な発話における単語検索処理段落に関する私たちの理解に貢献し，さらに，脳損傷後の単語検索障害である失名辞のモデルに，重要な影響を及ぼした．彼らのモデルと他の単語検索モデル(たとえば，Caplan, 1992)は，単語検索過程における機能的な損傷部位を特徴づけるための枠組みとして，失語症学者たちに利用された．ただし，1970年代と1980年代

---

[3] 原著では，access/refractory impairmentだが，著者はrefractory impairmentをアクセス障害の特別なタイプと位置づけており(著者との私信)，本文の文脈よりアクセス障害と訳した．refractoryは，生物学において興奮性の膜が興奮した後，一度不応状態(resting state)に戻るので，次の刺激に反応するまでに時間がかかることを指す用語である．ここでのrefractory impairmentとは，単語検索において最初の刺激で活性化された後，それが抑制されて次の刺激に反応するための準備が整う不応期に生じた問題に起因するアクセス障害を指している．なお，第2章(p.52)のrefractory deficitも同じことを指しており，不応期における問題という意味から本書では不応期障害と訳出した．

の単語処理過程モデルは，認知的観点から構成されたもので，神経学的構造とのつながりはせいぜい比喩にしかすぎなかった．単語処理過程モデルの目的は，言語過程のある特定の機能的側面が，脳内のどこで起こっているのかを発見することではなく，むしろ言語の心理学的表象と，非言語的概念を発話に変換するために必要とされる連続した処理段階や心的操作を定義することにあったのである．言語の神経基質 neural substrate を同定することは重要であるには違いないが，より厳密な意味での"認知的あるいは心理言語学的"モデルの価値は，障害を記述するレベルが，失語症セラピーを行う臨床家の必要性と矛盾しないことにある．後の章でさらに議論するように，この点により認知モデルは，失名辞の診断と治療にとって実際的な価値をもつのである．

第 2 章　失名辞の主な種類

　第1章で明らかにしたように，すべての単語産出モデルは，その産出過程が必ずいくつかの処理段階を伴うと仮定している．これにより，単語検索障害はさまざまな形をとると予想される．脳損傷は，単語産出の一連の処理過程のうち，ある特定の処理段階に障害を引き起こすと考えられる．またこうした障害は，正常な言語処理過程のモデルを検証する基盤にもなる．すなわち言語処理過程モデルは，正常な過程と障害を受けた過程の両方を説明できない限り，妥当であるとみなすことができないといえる(Nickels, 1997)．単語検索に特化した障害は，これまではしばしば単語産出の基礎をなす心的構造の1つ，あるいはいくつかの処理単位が損なわれた限局性の機能的損傷 local functional lesion であるとみられてきたが，最近では第1章で検討したように，局所表象あるいは分散表象を用いた相互活性化システムの全般的障害 general impairment であるとも考えられている．

　失名辞を分類するという本章の目的のために，ここでは伝統的なアプローチを採用し，単語検索障害を主要な3つのタイプ—意味性失名辞 semantic anomia，語形失名辞 word form anomia，音素組み立ての障害 disordered phoneme assembly —に大別する．これら3つの失名辞タイプは，図2-1に示された標準ロゴジェン・モデルにおける単語産出の主要な処理段階，すなわち意味の検索(意味表象)，語形の検索(音韻出力辞書)，そして適切な音韻出力のプログラミング(音韻出力バッファー phonological output buffer)に対応する．また，これらの失名辞タイプは，より最近の単語処理過程の機能的モデルとも符合している．たとえば，Leveltら(1999)のモデル(図1-2参照)では，意味性失名辞が概念とレンマ lemma のレベルの障害におおよそ対応していると思われる．概念レベルは単語の意味そのもの(すなわち，語彙概念 lexical concept)を指し，レンマ lemma は単語の統語的種類を表象している．

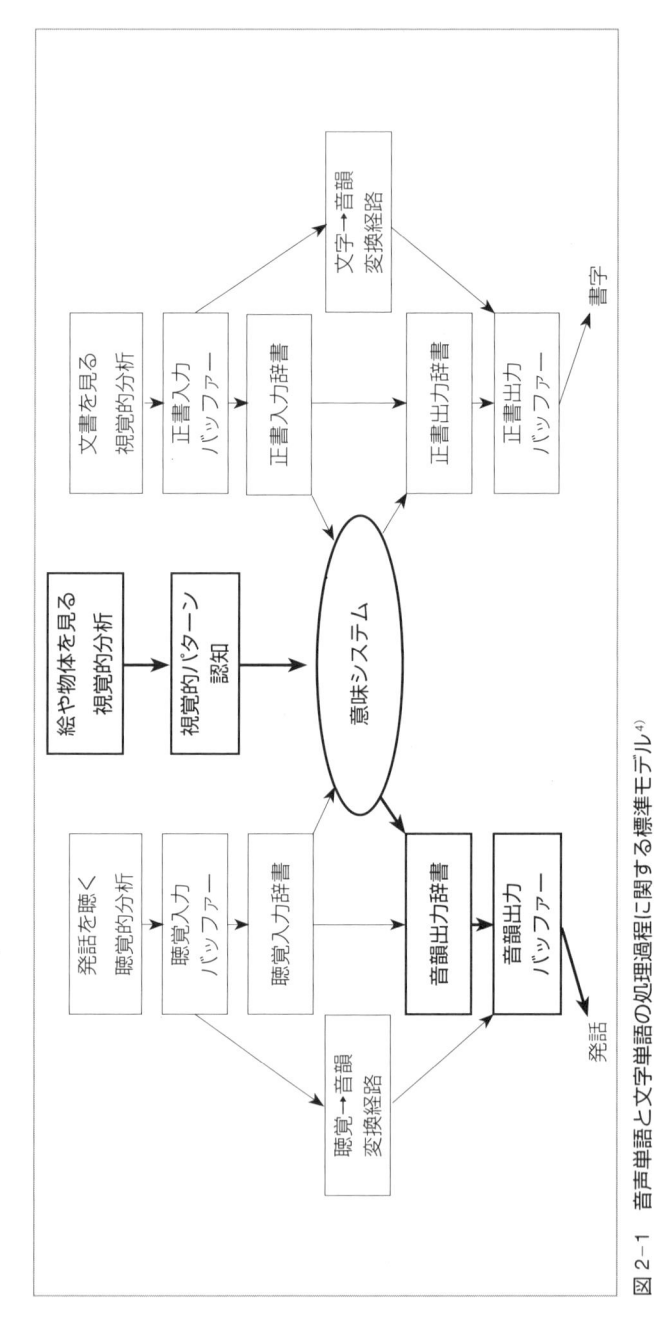

図 2-1 音声単語と文字単語の処理過程に関する標準モデル[4]

呼称にかかわる操作は太字で強調されている。呼称過程は、視覚的分析で始まり、次に視覚的パターン認知、意味システムにアクセスの後、音韻出力辞書、音韻出力バッファーを経て構音された発語となる。

---

[4] 原著では standard model という記載だが、本文にあるとおり標準ロゴジェン・モデルのことをできる。これは、"箱と矢印"型モデルの代表的なもので、一般に言語情報処理モデルとも呼ばれ、1980 年代〜1990 年代半ばの認知神経心理学的言語研究の理論的枠組みとなった。出典としては Patterson と Shewell (1987) [Speak and spell: Dissociations and word-class effects. In Coltheart, Job, & Sartori (Eds.), *The Cognitive neuropsychology of language*. (pp.273-294)] がよく引用される。

語形失名辞は，産出されるべき目標語の形態素と音韻を特定するレクシーム lexeme へのアクセス障害に関係している．音素組み立ての障害は，運動出力のための目標語の"構音スコア articulatory score"をつくるのに必要とされる，音節と音素の符号化の過程での障害に対応している．

　失名辞の原因における「意味」対「音韻」の区別は，決して新しい考え方ではない(たとえば，Benson, 1979 参照)が，さまざまな種類の失名辞を詳しく述べるのに必要な理論と方法を提供したのは，認知神経心理学的アプローチであった．ただし，以下に記述するような限局した障害による"純粋"例であってさえ，他の処理過程が完全に無傷であることはなく，たとえそのタイプが仮に意味性失名辞としてくくられる患者であっても，実際の反応パターンは患者により変化する．もし単語産出の各段階が互いに影響しあう(第1章で提示した相互活性化モデルを参照)と仮定すると，当然，すべての症状が単一の語彙処理段階にのみ関係しているような純粋で孤立した障害が，理論的に可能かどうかは疑問である．ここでは，単語産出過程が意味的に起動されるという性質も考慮すべきである．つまり，言語処理の初期段階で機能的障害が生じると，言語産出過程全体に影響を及ぼすのである．失語症患者は一般に，呼称のいくつかの下位処理過程と言語の他の側面に同時に影響する複数の障害をもつので，特定の失名辞タイプの"純粋"例は比較的まれである．にもかかわらず，こうした症例は呼称の機能的構成単位を明らかにするうえで非常に貴重であり，臨床的診断に仮説を適用し検証する際に留意すべき要点も教えてくれる．

　呼称は，単語産出の主要な段階に前後する処理過程での損傷に加えて意図的認知行為の基礎にある注意の維持といった，より全般的機能の障害によっても妨害される可能性がある．意味検索の困難を引き起こす，単一の入力モダリティの第一次感覚や高次レベルの視覚認知に欠損があると，呼称が障害される場合がある(例："視覚性失語 optic aphasia"，"触覚性失語 tactile aphasia")．一方，末梢に損傷が生じると(例：構音障害，麻痺)，出力モダリティで単語産出が妨害される．しかし，ここでは単語産出の中核的処理段階での障害に焦点を当てる．視覚的物体認知と視覚失認 visual agnosia についての最近の研究に関しては，Farah (2004)

を参照されたい.

　失名辞患者の詳細な症例研究は，特定の意味−統語カテゴリーに障害がほぼ限定されるかもしれないことを示唆する．こうしたカテゴリーには，「生物」対「人工物」，異なる品詞，形態素の異なる活用（語尾変化，派生，複合）が含まれる．カテゴリー特異性障害の説明には諸説があり，意味選択と意味選択後の両方の障害にかかわるので，本章最後の独立した節で検討する．

意味性失名辞

　呼称の機能的全体構造が，機能的に分離できる主要な処理段階（意味の検索，語形の検索，音素の組み立て）からなると仮定すると，意味システム semantic system の低下に基づく喚語障害 word-finding deficits を示す患者を見つけ出すことは可能なはずである．単語産出に使われる意味表象が，物体を同定する際に活性化されるものと同じであると想定すると，中核的意味障害による呼称障害をもつ患者は，呼称できないものに対する聴理解障害を伴うはずである．さらに，こうした理解と産出の障害は，複数のモダリティにわたるはずである．すなわち，音声単語と文字単語および関連するジェスチャーの表出と同様に，視覚，聴覚，触覚による物体認知に影響すると考えられる．

　こうした予測が当てはまるのは，単語検索のために意味へのアクセスを要求する課題だけである．復唱と音読のような課題は，意味へアクセスすることなく遂行することが可能である．たとえば，下位の言語処理過程である書記素−音素変換が保たれる（同音擬似語の音読能力によって示唆される）と，意味障害のある患者でも意味性錯読が回避されるだろう．一方，なじみのある物の線画呼称では，意味を迂回する処理過程の存在を裏づける証拠はない．したがって，書記素−音素変換のような下位処理過程の機能により，意味障害のある患者では課題ごとに，そしてモダリティごとに意味性の誤りの生起率が異なる（最近の分析については，Alario, Schiller, Domoto-Reilly, & Caramazza, 2003 参照）．

　"意味システム"という用語は，意味表象の性質が論争の的であるた

め,ここでは厳密には規定せずに使う.単語産出において概念レベルと単語の意味レベルを区別して想定する研究者たちもいる(たとえば,Levelt, 1989; Butterworth, 1992)が,単一の非モダリティ的中核システム single amodal central system を考えた研究者たちもいる(たとえば,Caramazza, Hillis, Rapp, & Romani, 1990).依然として,視覚性の意味と言語性の意味を区別した複数の構成要素による意味システムを主張する研究者(Paivio, 1991)や,異なる感覚-機能的領域(モダリティ*訳者注)ごとに組織されている意味システムを考える研究者(Warrington & Shallice, 1984)もいる.感覚-機能的領域に特化した意味システムの理論と,非モダリティ的な独立した意味システムを仮定する理論の間の論争[5]は,物の認識にかかわる心的表象が,意味にかかわる心的表象から独立しているのかどうか,という神経心理学における古くからの議論を反映している.意味の領域特異性を想定する理論によれば,意味は物体に関する学習された知覚と言語という複数のモダリティ間の連合から生じる[6].この連合ネットワークの基礎にある表象は,物体認知に使われるものと同じである.対照的に,非モダリティ的意味システムの擁護者たちは,たとえば視覚提示による物品呼称の場合,意味へのアクセスは,意味とは独立した物体の構造表象 structural representation[7]に基づく物体認

---

[5] この論争は,主として *Cognitive Neuropsychology* 誌上で行われた.1988年発行の5巻1号(The cognitive neuropsychology of visual and semantic processing of concepts の特集)に掲載された Riddoch, Humphreys, Coltheart と Funnell の論文,Semantic systems or system?: Neuropsychological evidence re-examined (pp.3-25)に端を発する.同誌上において Shallice は,Specialisation within the semantic system (pp.133-142) で視覚的/言語的意味処理過程に関する Riddoch らの説明の問題点を指摘し,これに対し Humphreys と Riddoch は,On the case for multiple semantic systems: A reply to Shallice (pp.143-150)で応答している.その後,原著でも引用している非モダリティ的意味システムを主張する Caramazza ら(1990)の論文,The multiple semantics hypothesis: Multiple confusions? が登場した.これは,Shallice(1993)の論文,Multiple semantics: Whose confusions? (pp.251-261)により意味処理過程をあまりに概念的枠組みに限定して議論していると批判された.
[6] この考え方を初めて図示を用いて説明したのは,Allport(1985)〔Distributed memory, modular systems and dysphasia. In Newman & Epstein(Eds.), Current perspectives in dysphasia(pp.32-60)〕である.
[7] これは,視覚提示された物の構造的特徴を明記する表象で,色など物体の視覚的属性も表す.Riddoch ら(1988,脚注5参照)は,視覚失認の患者が視覚的に提示された物が何かを同定できないが,その物体の使い方を身ぶりで示すことができるという事実から,structural representation は物体を用いた行為の産出にも使うことができると主張した.

知で始められると主張する.

　興味深いことに,非言語的に概念を理解することは可能なのに音声言語理解が障害されている,という失語症患者が存在する.この乖離は,概念表象と単語に特化した意味表象が区別できる証拠とみることができる.たとえば Nickels と Howard(1994)は,失語症者 8 名に Pyramids and Palm Trees test の言語(単語)と非言語(絵)課題を実施し,範疇化能力を検討した.被験者全員に呼称で意味性の誤りがみられ,Pyramids and Palm Trees test の言語課題で単語の理解障害が認められたが,8 名のうち 5 名は非言語課題でも成績が悪かった.しかし,この相違は単一の意味システムにおける障害の重症度を反映している可能性がある.絵を用いた意味連合課題は,絵が物体の知覚的属性に関する豊かな情報を提供し,意味へアクセスしやすいために,単語による意味連合課題より容易であるともいえる(Caramazza et al., 1990).したがって言語課題のみでの障害は軽度の意味障害を反映し,一方,言語と非言語課題の両方での障害は,より重篤な意味障害を示していると思われる.また,Pyramids and Palm Trees test のような意味判断課題での成績は,課題を遂行する失語症者の短期記憶の割り当て制限に影響されるという説が,最近提案されている(Martin, 2005).この仮説は,短期記憶において,概念比較や類似性判断をするのに十分なほど単語やイメージ,それらに対応する意味概念を活性化し続けられないところに問題があると主張する.軽度の障害であれば,単語の短期記憶の維持と単語の意味概念とのつながりに影響しても,絵とその意味概念とのつながりには影響しないだろう.それが重度の障害になると,単語と絵の短期記憶の維持と,それらの概念表象とのつながりにまで影響するだろうというのである.

　課題の難易度という問題は,他の課題成績を解釈する場合にも留意されるべきである.たとえば,線画呼称は語彙項目の特定の意味と語形の検索を要求するが,絵の分類課題は(課題の厳密さ次第で),患者がまだ使用できるかもしれない上位概念のような厳密さに欠ける意味情報へのアクセスによって遂行できるのである.

　意味性失名辞を理解するうえで考える必要のあるもう一つの問題は,その障害が長期記憶からの概念–意味表象の半永久的な消去を反映した

ものなのか，なお存在している概念-意味表象へのアクセスの障害なのかということである．いずれのタイプの障害も生じるというのが，一致した見解である．進行性の神経疾患は，実際に(意味痴呆 semantic dementia[8]のように)表象の喪失のようにみえる状態を引き起こすこともあれば，単語の意味や音韻表象へのアクセスが徐々に障害される状態(進行性流暢性失語 progressive fluent aphasia や進行性非流暢性失語 progressive nonfluent aphasia)を引き起こすこともある．一方，脳卒中や他の非進行性の神経疾患による失語症は，損傷されていない表象へのアクセス障害の結果であると考えられることが多いが，この問題は未解決のままである．

　Warrington と Shallice(1979)は，アクセス障害と意味表象の損傷を区別する反応特性に関するいくつかの診断基準を提案した．なかでも意味貯蔵の障害は，特定の語彙項目での反応の一貫性，語彙項目の頻度に対する鋭敏さに反映されるだろうが，提示速度やプライミング，そして上位概念の知識がより保存される階層的低下に対しては反映されないだろう．したがって，さまざまな課題，実験の設定，モダリティを通じて，

---

[8] これは，Snowden, Goulding, Neary(1989)〔Semantic dementia: a form of circumscribed cerebral atrophy. *Behavioural Neurology*, 2, 167-182〕が，最初に作り出した用語で，物品呼称や単語理解の障害だけでなく，物品の意味理解障害を呈した神経変性疾患(側頭葉前方部の顕著な萎縮)による進行性の症状を示した3症例を記述するために用いられた．5例の画像所見と認知機能検査により，semantic dementia の特徴を概念化したのは Hodges, Patterson, Oxbury, Funnell(1992)〔Semantic dementia: Progressive fluent aphasia with temporal lobe atrophy. *Brain*, 115, 1783-1806〕で，この5例の2年にわたる詳細な認知神経心理学的追跡研究から，Hodges, Patterson, Tyler(1994)〔Loss of semantic memory: Implications for the modularity of mind. *Cognitive Neuropsychology*, 11, 505-542〕は，以下の5つの特徴を指摘している(p.507)．1)重度の失名辞，単語理解障害，意味カテゴリーによる語列挙と一般的知識の貧困化を引き起こす選択的意味記憶障害，2)統語と音韻の保持，3)正常な知覚機能と非言語的問題解決能力，4)比較的保たれた自伝的記憶とエピソード記憶，5)表層失読 surface dyslexia のパターンを示す読みの障害．わが国において，semantic dementia は原語のまま使われるか，「意味性痴呆」〔たとえば，田邉敬貴(2000)『痴呆の症候学』〕や「意味痴呆」〔たとえば，小森憲二郎，池田　学，田邉敬貴(2005)『原発性進行性失語』，笹沼澄子編『言語コミュニケーション障害の新しい視点と介入理論』(pp.221-238)〕の訳語が使われることが多かった．しかし，認知症という行政用語が医学界でも広く使われるようになった現在では，「意味性認知症」と呼ばれる傾向がある〔たとえば，武田克彦(2009)『ベッドサイドの神経心理学(改訂2版)』〕．このように邦訳の揺れがあるが，他のタイプの認知症でも意味機能障害はみられるため，「意味痴呆」の訳語が Hodges らによる上記の semantic dementia の特性を表す学術用語として妥当と考え，本訳書では「意味痴呆」を使うこととした．

ある特定の概念知識が一貫した欠損を示す場合，意味貯蔵の障害が示唆される．もちろん，症例が否定的証拠を示す場合，そして脳損傷患者では反応の変動性 performance variability は一般的特徴であるので，意味貯蔵の障害を立証することは難しい．Rapp と Caramazza(1993)は，この区別の有用性について疑問を投げかけた．なぜなら，アクセス障害と貯蔵の障害の定義は明確ではなく，両方の特徴を示す患者もいるからである．にもかかわらず，この問題に関する研究は，意味へのアクセス障害の指針として，アクセス障害の特別なタイプである"不応期障害 refractory deficit"(注3 p.42 参照)と呼ばれるものへの興味により現在も続いている．"不応期障害"では，単語と絵のマッチングのような意味課題での患者の成績は，時間的-文脈的要因(刺激の提示速度，復唱，意味的関連性)によって強く影響を受ける(Warrington & Cipolotti, 1996)．対照的に，意味貯蔵の障害をもつ患者はそのような特徴は示さないはずである．

これまでの議論から明らかなように，意味性失名辞は，意味概念へのアクセスあるいは意味概念からのアクセスが損傷しているのか，意味表象それ自体が損傷を受けているのかにより，いくつかのタイプがある．以下，文献に報告された3症例を簡単に要約し，意味性失名辞の特徴とそのような患者を同定するために使われてきた方法を例示する．Howard と Orchard-Lisle(1984)によって報告された第一の症例は，しばしば"古典的"症例と呼ばれる．第二の症例は，Hillis, Rapp, Romani と Caramazza(1990)によるもので，たくさんの入力課題と出力課題で同じ刺激セットが使われた．第一症例と第二症例は脳血管障害 cerebrovascular accident(CVA)による失語症患者，第三の症例は意味痴呆の患者で，綿密な追跡研究がなされている(Murre, Graham, Hodges, 2001)．

Howard と Orchard-Lisle(1984)が報告した症例 JCU は，脳出血による左半球の前頭-側頭-頭頂葉の広範な損傷と右半球の小さな損傷がある，女性の重篤な失語症患者である．自発話は，"わかりました"のような数少ないレパートリーの再帰性発話 recurrent utterances と"はい"，"いいえ"の反応に限られていた．Western Aphasia Battery(WAB)とい

う失語症検査の呼称セクションで，自発表出できたのは5/30にすぎず，残りの項目は主に無反応であった．重篤な言語機能障害を考慮すると，予想に反してJCUは音韻キュー効果を示し，WABの呼称正答数は18増加した．別のテストは，音韻キュー効果と目標語の頻度との正の相関関係を示唆した．より詳細に検討すると，JCUの音韻キューに対する敏感さは「偽りのキュー false cue」にも及び，それが目標語と意味的関係がある場合（例：ライオンの絵に対して，虎の音韻キュー/t/を与える）に顕著で，意味性の誤りが表出された．その他に，キューは無関連語による誤りや，新造語を引き起こした．JCUは，（彼女自身が表出した誤反応を提示して，目標語として正しいかどうかを判断する課題で＊訳者注）無関連語のほとんどを誤りと判断したが，意味性錯語の大多数と新造語を正しいと回答した．聴理解については，単語と絵のマッチング課題で，同一カテゴリーに属する単語を選択する意味性の誤りを示した．この理解課題と音韻キューによる呼称との間で，項目特異的な符合 item-specific correspondence はみられなかった．仲間はずれの絵を1つ除く非言語性意味課題 nonverbal odd-one-out picture task でJCUは，直観的にはより難しいと思われる意味連合的知識を必要とする課題〔例：エスキモー－イグルー（雪や氷でつくるドーム型の家＊訳者注），（普通の）家〕では正常範囲内の成績であったが，より易しいと思われる上位概念の知識を必要とする課題（例：象－キリン，犬）で障害されていた．単語復唱を用いて評価した音韻出力は，少なくとも保たれていた．理解（絵と語のマッチング），およびキューによる呼称での意味性の誤り，そしてそれらを誤りであると認識することの困難すべては，JCUに意味障害があることを示唆した．HowardとOrchard-Lisle（1984）は，JCUがこうした課題で不完全な意味表象 imcomplete semantic representation を用いたと解釈した．しかし，JCUの意味性の誤りは項目特異性 item specificity を示さなかったので，意味表象の貯蔵というよりアクセスの問題を示唆していると思われる．なお，キューによる呼称で新造語が出現するのはなぜか，その基礎にあるメカニズムについては未解決のままである．

　Hillisら（1990）が報告した症例KEは，研究が始まる6か月前の脳梗

塞で前頭-頭頂葉が広範に損傷された男性失語症患者である．KE の自発話はきわめて非流暢で，主に単独の名詞で構成され，意味性錯語やよく使われる慣用句を含んでいた．単語と非語の復唱は大変よく保たれており，音韻性の誤りが若干出現したが多くは自己修正された．KE に対する言語セラピー場面では，異なる課題で同様の意味性の誤りが観察され，これが Hillis ら(1990)が KE の単語処理過程を精査する契機となった．非語彙的処理経路が想定される音読と書字は重度に障害されていたため，彼の言語反応パターンは，入力辞書，出力辞書と意味システムの機能を反映していると推察された．課題間で比較できるようにするため，Hillis らは KE の言語能力を評価する課題のすべてで，同一の語彙項目を目標語として使った．呼称反応と意味性の誤りの有無が，数多くの提示方法(単語，絵，触ることができる物品)，入力モダリティ(視覚，触覚，聴覚)と反応タイプ(呼称，音読，書字，単語と絵のマッチング，ジェスチャー，描画)によって評価された．これらすべての課題で意味性誤反応の生起率は類似し，各課題の誤反応全体の 21〜45％ を占めた．KE における意味性の誤りのほとんどは，目標語と同じカテゴリーの他の語彙への置換(例：ジャケット→ズボン)であった．KE が意味性の誤りをする確率は，目標語の具象性 concreteness の影響がみられたが，単語頻度の関与はなかった．さらに，項目特異的な意味性誤反応の確率は課題を通して類似し，正答率は課題内(テスト-再テスト)と課題間で差がなかった．

　こうした知見から Hillis ら(1990)は，KE が概念に関する知覚的属性，機能的属性そして関係性の属性を表象する，モダリティとは独立した単一の意味システムに障害があると結論した．KE は，意味表象が貧弱化しているか，あるいは概念そのものは保たれているがアクセスに障害があることにより，意味情報を部分的にしか利用できない状態にあると解釈したのである．Hillis ら(1990)は，「アクセス」対「貯蔵」の問題について詳しく議論していないが，KE の意味性の誤りが課題内と課題間で一貫していたことは，意味表象の貯蔵の障害を示唆するだろう．KE が単語よりも絵を用いた課題で成績が良好であったことは，先述した「絵の入力に本来備わっている知覚的特性が，意味への直接的アクセスを提供

する」という特権的アクセス仮説 the privileged access hypothesis で説明された.

　Snowden, Goulding と Neary(1989)によって初めてつくられた意味痴呆 semantic dementia という用語は, 前頭-側頭葉性認知症で起こる症候群の一つで, 脳葉性の神経変性疾患である(第 4 章参照). これは, 流暢タイプの進行性失語で, 意味的に空虚な自発話, 呼称障害, 言語理解障害に加えて非言語的な理解障害が進行していくという特徴をもつ (Hodges, Patterson, Oxbury, & Funnell, 1992; Neary, 1999). 一方, 音声言語表出の統語的側面と音韻的側面, 復唱, 規則語(文字と読みの対応関係が一貫している単語＊訳者注)の音読と書字, 非言語的認知機能と問題解決能力は, 当初非常によく保たれている. またエピソード記憶は, 最も一般的なアルツハイマー型認知症よりも明らかに良好である.

　追跡研究された意味痴呆の代表的症例は, Murre ら(2001)により記述されている. 症例 AM は教養のある 64 歳の男性で, 国際的な会社で重役として働いていた職歴をもつが, 進行性の喚語困難と理解障害を呈したため臨床的検査が実施された. 構造的 MRI では, 特に左半球で強い側頭葉の萎縮が認められた. 検査での彼の発話は, 流暢で音韻と統語が保たれていたが, 意味的には空疎であった. AM の自発話における重度の喚語障害の例として, Murre ら(2001, p.651)が提示した会話での発話サンプルの一部を示す.

　　検査者：去年の 4 月のことを思い出せますか？
　　AM：去年の 4 月, 初めてのときだった, それでえーと, 月曜日に, たとえばだけれど, 彼らはすべて私の, その, 名前をチェックしていた, それが最初だった, 私の脳が, ええと, 示されたとき, わかるでしょう, 脳の塊(左側を指す)を知っているでしょう, それじゃない, もう片方は大丈夫だ, しかし, こっちはひどかった, それで彼らはあれをした, そしてそれから, あんなことやこんなこと, すべてをやっていた, 今の私よりもおそらく少しはましなことをやっていた(頭の上で手を動かして頭をスキャンする真似をした).

AMの線画呼称能力は著しく損なわれており，高頻度で高親密度の単語でも3/48しか呼称できなかった(Knott, Patterson, & Hodges, 1997)．無答 omission が最も典型的な反応であったが，時々短い遠まわしな反応も出現した．ほとんどの迂言 circumlocution は，非常に漠然とした内容であった．意味性錯語はまれで，音韻性錯語は観察されなかった．呼称課題と同じ項目で構成された単語と絵のマッチング課題の成績は，健常者より低下していた．別の単語と絵のマッチング課題成績も同様に低下し，低頻度語より高頻度語の理解が良好となる頻度効果を示した．これらの聴理解課題でのAMの誤りは，圧倒的に意味性のものであった．つまり，音韻的妨害刺激や視覚的妨害刺激よりも，意味的妨害刺激を選択した．AMは，簡単な「はい」，「いいえ」の質問による意味的特徴を問う課題（例："ダチョウの首は長いですか？"）でも障害された．概念知識を評価する Pyramids and Palm Trees test の非言語的課題も，困難であった．単語と非語の復唱は，3音節の長さまでは正常範囲内であったが，音節の長い低頻度語や非語では音韻性の誤りをする傾向があった．約2年の経過観察中，これら2つの理解課題でのAMの成績は劇的に低下し，チャンス・レベルになった．概念レベルの進行性障害のさらなる証拠として，AMは日用物品を適切に選択したり使ったりすることに困難を示した（例：激しい雨のなかで，閉じた傘を水平方向に頭にかざす；オレンジジュースをラザーニャにかける）．

　以上の3症例は，意味性失名辞と呼べる障害パターンの実例である．共通する特徴は，理解障害を伴う失名辞と比較的保たれた単語レベルの音韻能力である．同時に，全症例が"非意味的"な反応特徴を示した．すなわち，JCUの呼称はKEとAMの単語復唱と同じように，時々音韻性錯語が出現した．これは，3症例の障害が意味レベルに限定されていると仮定すると，意味の無傷性が単語産出のための対応する単語の音韻列 word strings の維持に重要であるという相互作用的な単語産出システムの考え方を支持している（たとえば，Martin & Saffran, 1997; Knott et al., 1997 参照）．同時に，各症例の反応におけるいくつかの相違も明らかだった．KEは自発的な呼称で，JCUはキューによる呼称で，意味性錯語の生起率が高くなったが，自発的呼称でのAMの反応はほと

んど"わからない"で占められた．ただし，AM が JCU のように音韻キュー効果を示すかどうかは不明である．さらに，次のような相違もみられた．KE は意味性の誤りで顕著な項目特異的一貫性 item-specific consistency を示したが，JCU ではそのような特徴は報告されていない．KE の呼称は目標語の具象性が影響したが，JCU のキューによる呼称と AM の単語理解は単語頻度が影響した．さらに，AM だけは意味障害が徐々に日用物品の理解にも拡大した．

　検査課題のデザインや項目が違うために直接的には比較できないが，これら 3 症例の異なるプロフィールは，意味性失名辞という症候の変動性の大きさを示唆する．この変動性に完全な理論的説明を与えるところには，まだ至っていない．たとえば，JCU と KE において他の単語による置換の誤りがなく，意味性錯語の生起率が高くなったことは，第 1 章で述べたように，単語産出の相互活性化モデルでシミュレーションすることができなかった(Dell et al., 1997)．これは，相互活性化モデルでは意味性の誤りが，意味特性と語彙ノードの間のマッピング障害に起因し，この障害は同時に形式錯語や無関連語も引き起こすためである．相互活性化モデルを用いた失名辞のシミュレーションでは，意味表象自体は無傷であると仮定されており，これは明らかに JCU と KE には当てはまらない．意味システムの内的構造やダイナミックスと，その障害をよりよく理解するには，さらなる実験的かつ理論的研究が必要とされるのは明白である．現時点では，上述したような症例の記述が，失名辞患者における意味システムの機能性を検討するうえでの指針を与えている．

音韻性失名辞[9]
●語彙−意味[10]システムから出力辞書へのアクセスにおける障害●

　本章で用いる呼称過程の一般的原則に従うと，失名辞をもたらす意味処理後の損傷は，第一に意味と出力辞書の間のつながりにある．この場合，復唱や音読など意味からの支持なしに遂行可能な単語表出課題において正常であると同時に，単語理解が保たれている失名辞が予想される．

　おそらくそのような障害パターンが最も明らかな症例は，Lambon Ralph, Sage と Roberts(2000)によって報告された症例 GM と JS である．彼らは，交通事故による頭部外傷患者で失名辞を呈した．GM の呼称障害は JS よりも軽度で，Boston Naming Test における呼称成績は，それぞれ 31/60 と 16/60 であった(書称成績は報告されていない)．GM では主に迂言がみられ，それは少なくともよく知られた語彙項目については非常に正確〔例：ピラミッド→"エジプト王のための埋葬空間……．それは 3 つの'ビート(音)'をもっている"〕であった．時折，意味性錯語となったが，いつも自発的にそれを目標語ではないと否定した．こうした例にみられるように，GM は"喉まで出かかっている状態"にあり，目標語の音節数を非常に正確にわかり，目標語が複合語かどうかを同定することができた．JS の場合，無答が呼称における最も多い誤反応で，迂言は「どのようなものか」を尋ねられたときにだけ表出された．JS は呼称で意味性の誤りをしたが，時々それが目標語ではないと自発的に否定した．いずれの症例も，音声言語産出課題で音韻性錯語を表出

---

[9] 著者は，音韻性失名辞 phonological anomia という用語を音韻処理過程が障害されたことに起因する失名辞ととらえ，意味システムから音韻出力辞書へのアクセス障害と音素組み立ての障害の両者をともに"音韻性失名辞"として扱っている(著者との私信)．しかし，前者だけを音韻性失名辞と呼び，後者の音韻符号化過程の障害を含めない立場〔たとえば，Nickels(1997), *Spoken word production and its breakdown in aphasia*〕は，英国の失語症学者では一般的である．用語の使い方の相違はあるものの，著者も本章導入部の記述で，前者を語形失名辞と呼び後者と区別しており，臨床的評価でも鑑別する視点が重要である．

[10] 著者は，lexical-semantic という表現で，単語に特化した意味を指している(著者との私信)．これは，"意味システム"に関する論争(p.49 参照)があるため，単に「意味システム」と表現すると単語検索処理過程の内容が曖昧になるおそれがあり，それを回避する意図が背後にあると思われる．

することはなかった．GM と JS は，明らかに物体認知が保たれ，単語の理解と意味連合課題による広範囲な検査で正常範囲内であった〔唯一の例外は，GM が PALPA(p.133, p.146 参照＊訳者注)の抽象語の意味連合課題で低下したことであった〕．両症例は，単語と非語の復唱と音読も正常範囲内であり，それは意味と語形の機能的乖離の判断基準に含まれている「音韻能力の保持」を示唆した．

　語頭音キューは，GM の呼称を健常者レベルに引き上げる効果があったが，JS では，音韻キュー効果はより小さかった．刺激語に意味的に近似する妨害刺激の語頭音を使う，偽りの音韻キュー(例：ギターの刺激絵にキューとしてバイオリンの /v/ を与える)は JS の線画呼称成績を低下させ，彼が即座に目標語ではないと否定した意味性錯語の増加を導いた．Lambon Ralph ら(2000)は，患者の誤反応率を一時的に引き上げる別の方法についても検討した．同一カテゴリーの絵を妨害刺激にするのと同様に，刺激絵を提示する前に意味的に関連する単語を提示することは GM の呼称成績を低下させたが，JS の呼称成績では統計的に有意な効果を示さなかった．

　こうしたデータは，患者が呼称すべき物品の意味へアクセスしているという障害像を示唆している．GM ではさらに，それに対応した語形についての部分的な音韻(そして音節)に関する情報にまでアクセスしていることがわかる．同時に，こうした患者は，単語産出の際に意味的に近似している選択肢が競合する選択の問題に悩まされているように思われる．Lambon Ralph ら(2000)が論じたように，このパターンは，語彙検索で意味的過程と音韻的過程が一時的に重複するカスケード型モデルか，相互活性化モデルと最もよく適合する(相互活性化モデルの詳細な議論は第 1 章を参照のこと)．言い換えれば，正常な呼称において意味レベルと音韻レベルは相互に影響しあい，非常に速やかに 1 つの語彙候補に検索が絞られる．もし，この相互作用が意味と音韻出力の間の部分的離断によって妨げられた場合，単一の独立した項目の呼称過程でさえいつも生じる語彙-意味システムでの競合を解決することは，さらに困難になる．

　呼称で類似した障害パターンを示す他の症例が報告されているが，

彼らの理解能力は広範囲には検討されていないか，しばしば引用される Kay と Ellis(1987)の症例 EST のように，復唱か音読で測定された彼らの音韻能力は無傷ではない，という点に注意すべきである．また前述した2症例とは対照的に，EST の呼称における誤反応は，主に目標語に近い音韻性錯語であったことにも注意したい．Bachoud-Lévi と Dupoux(2003)が報告した意味機能が保たれていた失名辞患者は，誤反応のうち音韻性錯語が圧倒的な数を占めていた．この患者は，EST と同様に復唱が障害されていた．

　Lambon Ralph ら(2000)の症例の書称 written naming 能力は報告されていないが，Caramazza と Hillis(1990)は明らかに呼称だけが障害されていた失名辞患者2名を分析した．彼らの単語理解は保たれていたが，GM と JS のように両患者とも主に意味性錯語を産出した．前述した理論的説明(意味と出力辞書の間の損傷＊訳者注)が，音声言語の産出だけに障害を示した Caramazza と Hillis(1990)の2症例にも適用できるだろう．これは，書字には音韻が介在するという従来の定説，つまり文字単語の出力形態は，音韻出力システムを経由してアクセスされるという考えが破棄されるべきであることを意味している．Hillis, Rapp と Caramazza(1999)は，書字と音韻の自律的出力システムという考え方を支持する，書称だけに障害がみられた特異な単語産出障害の症例を報告した．そのうえこの症例の顕著な誤りのタイプは，鷲→フクロウと誤るような("深層失書 deep dysgraphia"と呼ばれる)意味的置換であった．書称課題と同じ項目のセットによる呼称課題の成績は障害されておらず，文字単語と音声単語両方による単語と絵のマッチング課題は誤りがなかった．この書称だけが障害されるパターンは，課題の難易度を反映したものと解釈することができる．発話と比較すると書字は，音韻-文字変換であり，書くには長い時間がかかり，出力表象に対して意味をより長く保持しなければならないなど，余分な処理を必要とするからである．しかし，GM と JS にみられた乖離と考え合わせると，これらのデータは音声言語表出と文字言語表出の自律性を示唆しているといえる．

●音素組み立ての障害●

　発話の運動出力の基礎には，階層的に組織された複雑な過程がある．この過程は，Levelt ら(1999)による語彙アクセス理論で詳細に仮定されている．簡潔にいえば，彼らのモデルは，目標語の(形態素に基づく)音韻コード phonological code が，音節を形成するために増加してつなぎあわされた，音韻分節の順序づけられた集合として"判読される"と仮定する．この音節化 syllabification はオンラインでなされ，単語の文脈により影響される点に注意すべきである．それから，音節は音声コードに符号化 phonetic encoding される．これは，いわば構音運動の実行のために繰り返し学習された音節動作 syllabic gestures が，"心的な音節表 mental syllabary"から選択されることである(音韻コードから音声コードへの変換＊訳者注)．また，検索された音節の音声コードはスムーズに結合される必要がある．単語産出システムの最終出力は，目標語の音韻形態に関するこうした"構音スコア"で，それは発語運動システムによって実行される．

　このような非常に簡略化した説明であっても，この節の見出し「音素組み立ての障害」が，この認知−運動行為の多面的性質にとっては的確ではなく，むしろこの過程に含まれる多様な障害を記述するための簡便な言い方として扱うべきであることが理解されよう．これらの過程はまた，語彙レベルと分節的音韻過程の間の相互作用が，実際これらのシステムをよく編成された機能的全体として働かせるという条件では，"語彙選択後 post-lexical"と呼ぶことができる(たとえば，Blanken, 1998)．音素組み立ての障害のメカニズムを完全に理解するにはまだ至っていないが，一般に使われる二分法は，語彙選択後の単語産出障害を音素 phonemic と音声 phonetic の障害に分類するものである．前者のカテゴリーは，「音素組み立ての障害」という本節見出しの同義語であり，音素や音素結合の置換，付加，交換や省略が音声言語産出に現れる．後者のカテゴリーは，語音の連なりの調音処理における低いレベルの障害を指しており，それは音素の歪みを生む可能性がある．ただしこれは，構音障害とは異なる．構音障害とは，発語運動の実行が障害され，単語頻

度や語長あるいは産出課題で使われた単語のタイプなどの心理言語学的要因にかかわりなく，特定の非常に一貫した構音の問題を引き起こすものをいうからである．この節では，主に音素レベルの障害を検討するが，音声障害のカテゴリーに分類される発語失行 apraxia of speech については簡単に述べる．

　伝導失語 conduction aphasia は，音素組み立ての障害に特に関係するとされてきた古典的失語症候群である．伝導失語は流暢性失語の一つで，言語理解は非常によく保たれているが，構音明瞭な発話とは異なり数多くの音韻性錯語で特徴づけられる．この音韻性の誤りは，非常に目標語に近似したもので，患者は時々，正しい音韻形態を見つけようと努力しながら，こうした誤りをしてしまう．そうした例は，患者が正しい語彙-音韻表象を検索できるが，構音する前の計画で失敗したことを示唆する(Kohn, 1984)．"伝導"という用語は，こうした患者が，表出と理解能力における流暢さと比較すると，復唱において不釣合いな困難を示すことを指すが，音韻性の誤りは，すべての音声言語産出課題において現れる．伝導失語は，だいたいは語長に非常に敏感で，長い単語ほど正しく言えなくなる．典型的症例は，Laine, Kujala, Niemi と Uusipaikka (1992)による，古典的失語症候群を呈した失語症患者 10 名における呼称障害についての一連症例研究 case series で報告されている．症例 C2 は，伝導失語の古典的特徴を示した 64 歳の CVA 患者で，軽度の失名辞が認められた．Boston Naming Test の正答数は 44/60 で，106 枚の線画を用いた呼称課題と同義語産出課題では正常範囲以下となった．この症例の呼称における誤反応の半分以上は，音韻性の誤りであった．ただ一つ出現した意味性錯語に言及すると，その特定の誤りでさえ，正しい上位概念カテゴリーと，106 の線画呼称課題におけるそれぞれの誤りとのつながりがわかる意味特徴の選択での正反応と結びついていた．意味に基づく絵の分類課題，単語と絵のマッチング課題，そして仲間はずれの絵を除く純粋に視覚的な意味連合課題では，症例 C2 はよどみなく反応した．刺激絵の親密度は，彼の呼称成績に影響を及ぼさなかった．106 枚の線画呼称課題と同じ単語による復唱では，呼称と非常に類似した誤反応パターンがみられ，半分以上の誤りは音韻性であった．Laine

ら(1992)は，この患者の反応パターンが，すべての音韻出力課題(彼らの研究では自発話，音読，単語の復唱)に影響する音素組み立ての障害と一致すると結論した．

Larnerら(2004)による最近の症例報告は，音素組み立てに選択的障害のある患者に関するより詳細な考察を提示している．この55歳の女性患者は，発話困難が漸次進行してきたため詳細な神経学的検査が行われた．患者自身の表現では，発話が言語不明瞭でもなく喚語困難もないのに，"音が奇妙で，まるで酔っ払っているよう"であった．彼女は自然に発話することができないことに気づき，誤りを回避するには各々の単語に集中する必要があった．神経学的検査では，音素レベルの誤りを伴う，ゆっくりとした発話が認められたが，失語症，構音障害と口部顔面失行の徴候はみられなかった．脳の構造的画像診断と生体組織検査から，この患者は石灰化した血腫が主に左前中心回領域にあると診断された．

Larnerら(2004)は，この患者の4年間の追跡データから，言語と非言語能力のパターンは一定していたと報告している．この間の患者の神経心理学的状態は，たとえば言語性記憶課題，非言語性記憶課題と実行機能をみる課題では障害は認められなかった．言語機能については，単語と非語の音素弁別で測定された音声言語知覚は，正常範囲内であった．自発話は，ゆっくりとしていて，しばしば音節ごとに表出され，正しい語が出現するまで何度も表出する傾向があった．単一音素の復唱は，軽度に障害されているにすぎなかったが，文字の音読はより困難であった．単語の復唱は，何度も試みることが普通だった．初回の試みで評価すると，単語復唱の40%は誤答となった．誤反応は，音韻性錯語か，各音節にアクセントをおく音節ごとの非常にゆっくりした表出，あるいは言い始めでの誤りであった．この患者の音韻性錯語は，主に音素置換(例：democracy → temokracy, skimp → stimp, stream → strean)と付加で，交換や省略は比較的少なかった．音素の省略は，単語の中間と最後の音素に限られた．復唱は，単語頻度の影響は受けなかったが，語長には非常に敏感で，音節の長い単語ほど誤りが多くなった．音素の置換や付加は呼称課題でもみられたが，よりゆるい基準(1つの音素だけの誤りは

正答とする)で採点すると，この患者の呼称成績は正常といってよかった．また，単語音読にも問題があった．目標語の音読のために何回も言い直した(例：heroic → heroit, heroit, heroit, heroic)が，最も突出した異常は，複数の音節から構成される単語の場合，ゆっくりした音節ごとの音読となったことである．書字機能は保たれていた．すべての課題での分析結果は，音韻性の誤りの生起率が，復唱，呼称，音読で類似していた．音素の省略については，復唱と音読の両方のデータで語頭音の位置では起こらないことが示された．

Larner ら(2004)により報告された症例は，産出されるべき単語の音素の連続がプログラムされる処理過程が，脳損傷により選択的に障害される可能性がある，という主張をさらに支持するものであった．単語検索障害がなく，目標語と誤りに密接な対応があり，音韻性の誤りを繰り返し自己修正しようとする場合，患者が正しい語形にはアクセスしているが，その音素組み立てで失敗していることを示唆する．一連の音素が構音動作へ変換されるまで，語形を保持する記憶バッファーとして，このシステムの処理を仮定すると，語長に対する鋭敏さは短期記憶の貯蔵が損傷を受けているために負荷がかかりすぎている状態だと解釈できる．単語内の音素省略による不規則な連なりは，語頭の位置が音素出力バッファー phonemic output buffer で特別な役割をもっていることを示唆する．音韻出力バッファー phonological output buffer の障害は，音声言語産出課題で音韻性の誤りのみをする別の患者にも適用されている(例：Romani, Olson, Semenza, & Granà, 2002 による症例 MM)．早い時期に行われた理論に基づく分析で，Buckingham(1986)と Pate ら(1987)は伝導失語における音韻性の誤りの原因を Garrett の言語産出モデル(第 1 章参照)を用いて検討した．彼らは，患者の音韻出力障害の原因として，このモデルの位置レベルとその後の処理段階を考えた．

音声学的解体 phonetic disintegration[11]と運動障害性構音障害は，わ

---

[11] 大東祥孝(2005)「アナルトリーの責任病巣」再考(神経心理学 21 巻 pp.146-156)によると，Alajouanine, Ombredane, Durand(1939)は，音声学的側面が選択的に障害されている症状を音声学的解体症候群 le syndrome de désintégration phonétique としてとらえ，それが「麻痺性側面，失調性側面，失行性側面からなることを指摘した」(p.150)とのことである．これは原著記載の phonetic disintegration という用語の出典といえよう．

れわれの検討の範囲外であり，ここでは発語失行[12]の概念について簡単に述べる．これは，失語症研究の文献でかなりの議論を巻き起こしてきた(レビューとしては Ballard, Granier, & Robin, 2000; Buckingham, 1998; McNeil, Robin, & Schmidt, 1997 を参照のこと)．発語失行は，構音運動における非一貫性，分節と分節変換での引き伸ばしを伴った発話スピードの低下や，アクセント・パターンの異常，有声化の誤り，調音結合 coarticulation の減少という多様な発話異常がみられる．健常者の呼称における音節の頻度効果に関する研究(Levelt & Wheeldon, 1994)に刺激された一つの解釈は，これらの症状が，通常音声言語出力に使われる言語−運動動作の自動的処理へのアクセスの障害である(Whiteside & Varley, 1998)というものである．これは，患者がオンラインによる処理(正常な発話では1秒間に10〜15音節の出力)を行うのを困難にし，発話速度を落とすといったさまざまな代償ストラテジーを引き起こす．これとは別に，発語失行における発話以外の行為についての研究に基づき，それが発話に特化したものではなく一般的な運動制御の障害であるとみる解釈もある(Ballard et al., 2000).

カテゴリー特異的な意味−統語障害

　主に Elizabeth Warrington と彼女の共同研究者たちが，1970年代と1980年代に出版したカテゴリー特異性呼称障害に関する独創的な研究(Baxter & Warrington, 1985; McCarthy & Warrington, 1985, 1988; McKenna & Warrington, 1978; Warrington, 1975, 1981; Warrington & Shallice, 1984)以来，この現象は神経心理学と認知神経科学において強烈な関心の的となってきた．Warrington と彼女の共同研究者たちは，呼称と理解において「抽象語」対「具象語」，「固有名詞」対「普通名詞」，「生

---

[12] 発語失行という用語は，Darley, Aronson, Brown (1975) が *Motor Speech Disorders* という本で提案した．構音失行 articulatory apraxia とも呼ばれ，しばしば口部顔面失行を随伴する．発語失行(構音失行)が言語機能の障害なのか運動制御の障害なのかについては，本文で指摘されているように議論がある．この用語自体の使用を回避する研究者もいるが，非流暢性失語にみられる構音上の困難を記述するのに用いる研究者もいる〔Howard & Hatfield (1987), Aphasia therapy: Historical and contemporary issues, p.140 参照〕．

物」対「人工物」,「名詞」対「動詞」が乖離する,単一のモダリティ内だけでカテゴリー特異性障害 category-specific impairment を示す患者たちを報告した.カテゴリー特異性呼称障害が最初に報告されて以来,意味に関係した障害のある神経疾患患者が 100 例以上報告されてきた.

　こうしたデータから浮かび上がった最も顕著な障害パターンの概略を述べ,その理論的重要性を検討する前に,方法論的問題について言及しよう.というのは,乖離を示したほとんどの臨床例において,カテゴリーに関係した障害は,絶対的というよりも相対的だからである.さらに,こうした研究は使われた課題,検査刺激の統制,標準データの使用,報告の詳細さに関してばらつきがあるので,報告されたデータを基に明確な一般的結論を導くことは容易なことではない.たとえば,「生物」対「人工物」のカテゴリー特異的乖離についての初期の報告は,刺激絵の親密度や視覚的複雑さといった,重要と思われる要因を統制していない.しかし,もっと後のより統制された研究は,こうした乖離が現実に存在することを確認している.

　カテゴリー特異性障害の具体例として,Lambon Ralph, Patterson, Garrard と Hodges(2003)によって最近報告された症例 KH を取り上げてみよう.このケースは,カテゴリー特異性障害がまれであるとよく立証された意味痴呆の患者であったという点でやや珍しい.これから見るように,KH の例は,カテゴリー特異性障害の現在の理論的モデルが直面しているいくつかの問題をよく示している.KH は,その臨床症状が前節(「意味性失名辞」の節＊訳者注)で述べた意味痴呆の基準によく合致する 59 歳の患者であった.この患者では,非言語的問題解決(Raven マトリシス検査),言語性ワーキング・メモリー(WAIS-R 数唱課題),視覚的構成処理(Rey 複雑図形の模写),物体認知(物体判断を含む視覚的物体と空間知覚検査の 4 つの下位検査課題)は,よく保たれていた.概念的知識をみる Pyramids and Palm Trees test の非言語的課題では,健常群と比べて障害されていた.他の意味痴呆患者 5 名の"統制群"とともに,KH の呼称と理解が検査された.生物と人工物で構成された呼称課題で,KH は人工物では 26/32 呼称できたが,生物で呼称できたのは 16/32 にすぎなかった.語と絵のマッチングの成績でも,人工物

で 31/32, 生物で 20/32 と, 有意な差がみられた. 人工物よりも生物でより低くなる傾向がある親密度が, これらの課題では統制されなかったため, 親密度, 心像性, 単語頻度, 語長が統制された別の絵のセットを使って呼称が検査された. 意味痴呆の患者 6 名のなかで, KH だけが一貫した意味カテゴリー効果を示し, この検査で正しく呼称できたのは人工物 24/30 に対して生物 17/30 であった. さらに, Snodgrass と Vanderwart(1980)の 260 枚の刺激絵セットを使った, 呼称と聴覚的に提示された単語と絵のマッチング課題が施行された. Lambon Ralph ら(2003)は, 意味カテゴリー(「人工物」対「生物」), 視覚的複雑さ, 心像性, 頻度, 親密度, 獲得年齢, 単語の名前の一致度, 音素数という 8 つの心理言語学的要因を独立変数としたロジスティック回帰分析を行い, それぞれの患者の課題成績を決定する要因を検討した. KH の場合, 意味カテゴリーが Snodgrass と Vanderwart のセットを用いた呼称, 語と絵のマッチングの両方における正答の予測に唯一寄与した要因であった.

KH は施行されたすべての課題で, 呼称と理解の成績が人工物よりも生物で悪くなるパターンを示した. これは, カテゴリー特異性障害で最もよく観察されるパターンである. カテゴリー特異性障害に関する現在のモデルは, これをどのように説明するのだろうか. Warrington と Shallice(1984)は, 類似した乖離を報告している非常に影響力のある論文で, 概念の基礎にある「感覚的な意味特徴」対「機能-連合的な意味特徴」に脳損傷が違った作用をするために, そのような乖離を引き起こすかもしれないと提案した. 感覚-機能理論 Sensory-Functional theory は, 生物間の区別(たとえば, 虎とライオンを区別する特徴を考えよ)は感覚的特徴に大きく依存するが, それと比較すると人工物間の区別は機能的特徴がより重要になると仮定する. これは, 知覚的特徴が特に重要であるように思われる, 楽器, 宝石, 衣服の種類といった特定の人工物カテゴリーも障害されていた Warrington と Shallice(1984)の症例の結果と一致する. したがって感覚-機能理論に基づくと, KH の障害は脳内に貯蔵されていた感覚的特徴に特に影響する損傷によるといえる. この可能性を検証するために, Lambon Ralph ら(2003)は, 目標語の「感覚的特徴」あるいは「機能-連合的特徴」を強調した定義を聴覚的に提示して,

その呼称と絵の選択を検討した．KH は，機能的特徴による定義よりも感覚的特徴による定義での呼称が有意に低下したが，生物と人工物の乖離を示さない他の 3 名の患者でも同様の結果であった．刺激語を説明する課題では，乖離を示さない患者と同じく KH は健常群に比べて少ない特徴しか言うことができず，感覚的特徴が占める相対的比率が最も低くなった（Lambon Ralph, Graham, Patterson, & Hodges, 1999 も参照のこと）．これは，KH は感覚的特徴を言葉にすることが特に不得意であるはずだ，と予測する感覚-機能理論には問題である．生物と人工物のカテゴリー内あるいはカテゴリー間の乖離と報告された 79 症例についての最近の論評（Capitani, Laiacona, Mahon, & Caramazza, 2003）によると，カテゴリー特異的な乖離は，「感覚的特徴」対「機能-連合的特徴」による困難とはなんら体系的関連を示さない．

　これに対し，カテゴリー特異性効果が意味特徴の内的相互関連性の相違を反映しているとみる理論的説明もある．生物-人工物の区別については，2 つの対立する計算論的説明が提案されている．Gonnerman, Andersen, Devlin, Kempler と Seidenberg（1997）によると，生物は人工物よりも意味特徴の内的相互関連性が強く，結果として脳損傷に対して当初は強い抵抗を示す．しかし損傷の重症度が決定的なレベルに達すると，この特性によって生物に関する意味知識が一挙に崩壊するために逆の乖離を生む．一方，人工物に関する意味知識は，重症度が重くなるのに比例して減少するため，残った部分はまだ利用可能である．最近 Tyler, Moss, Durrant-Peatfield と Levy（2000）は，生物における内的相互関連性をもつ特徴が共通の特性（例：眼がある，見える）であるため，単一のカテゴリー・メンバーを特定しないという点に基づいて，別の計算論的説明を提案した．対照的に人工物は，その概念を定義する強い内的相互関連性のある機能-形態特性のクラスター（例：ノコギリ，刃物，切ること）をもっている．事実，重症度の連続性により予測された乖離は，上記の Gonnerman ら（1997）の予測とは反対で，人工物のほうが生物よりも損傷に対して当初抵抗を示すが，その後より重篤な機能障害に直面して崩壊する．しかし，こうした説明は KH の例を踏まえると，意味障害の全体的重症度の観点から支持されない．なぜなら，KH は症例の

なかで中等度の意味障害を示したが,より軽度あるいはより重度の意味障害の症例は,信頼性のある生物−人工物の乖離をどの方向にも示さなかったからである.認知症患者の大規模な研究(Garrard, Patterson, Watson, & Hodges, 1998)でも,意味障害の重症度と生物−人工物の乖離の方向性についての関連は実証されていない.

　第三の説明として,CaramazzaとShelton(1998)は,ある意味カテゴリーは進化論的基盤をもっていて,前述したモデルによって示唆されたように意味特徴の配置における相違に還元されないと主張した.彼らの領域特異的知識モデル domain-specific knowledge model によると,生存のための進化論的圧力は,ある基本的カテゴリーを脳内で符号化する結果となった.これらの基本的カテゴリーとは,動物,植物と,それらとは対照的な人工物である.このモデルによって,彼らは生物カテゴリー内での乖離,すなわち動物は果物や野菜,そして植物とは独立して障害されたり,保持されたりすることを示唆する研究を引用している.また,果物と野菜のカテゴリーは選択的に障害されることがある.したがって,カテゴリー特異性障害における感覚的特徴と機能−連合的特徴の役割についての証拠は,一貫していない.彼らの領域特異的知識モデルはKHの障害パターンに適合するが,この症例の障害を別の言葉で言い直しているのに近い.というのは,KHが6名の患者のなかで,なぜ唯一カテゴリー特異性障害を一貫して示したのかを説明する理由が,この症例の脳の構造的損傷や他の課題成績に関して何もないからである.CaramazzaとShelton(1998)は,彼らが遺伝学的根拠をもつと考えた意味カテゴリーと大脳辺縁系の機能を結びつけたが,KHの側頭葉萎縮のパターンは患者グループのなかで特異なわけではなかった.

　最後にLambon Ralphら(2003)は,KHのカテゴリー特異性障害が発症前の個人差に関係している可能性を議論している.女性は生物の呼称に優れ,男性は人工物の呼称に優れているという,社会的性差(ジェンダー)に関係した意味カテゴリーの相違が健常者で報告されている(たとえば,McKenna & Parry, 1994).また,動物のカテゴリーよりも植物(果物と野菜)の呼称に困難を示した患者は,すべて男性であったと指摘されている(Capitani et al., 2003).しかしKHの場合,生物に対する

彼の発症前の知識が普通よりも乏しかったということを示す過去の情報はないので，社会的性差の影響の可能性は推測の域を出ない．

以上，Lambon Ralph ら(2003)による症例報告を通して，カテゴリー特異性障害に対する現在の主要モデルを検討した．その結果，問題がないモデルは一つもないことが示された．それにもかかわらず実験的研究で認められた障害パターンは，動物，植物，人工物のカテゴリーが互いに乖離する場合があるというものである．人工物のカテゴリー内では，信頼できる区分は存在しない(Capitani et al., 2003)．これは，意味知識の特定のタイプとカテゴリー特異性障害の結びつきの確実な証拠がない点とともに，意味記憶の理論が解釈すべき実験データである．

「品詞に特異的な障害」の節に移る前に，カテゴリーに関するものではなく失語症者の語彙課題成績に関係する，むしろ連続的な意味要因について手短に取り上げよう．これは具象性/抽象性という意味の次元で，語彙処理過程に影響を及ぼす場合があり，次節の名詞-動詞の乖離という文脈で検討する「心像性 imageability」という属性に密接に関係する．具象語が抽象語よりも有意に良好な成績を示す具象性効果は，深層失読の単語音読の成績においてよく立証されており，意味障害を反映すると考えられている(Coltheart, Patterson, & Marshall, 1980)．しかし，具象語はより"概念的独立性 concept independence"を示し，結果として出力のために競合する語彙が少ないといえるかもしれない(Funnell, 2002 参照)．線画呼称で具象性効果がみられたものは非常に限定されるが，Nickels と Howard(1995)は，何名かの失語症患者の呼称で具象性と心像性が有意に，(そして部分的には独立して)寄与をすることを明らかにした．ただし，Warrington(1975)が報告した，具象語よりも抽象語の定義が良好な成績を示す逆の具象性効果 reversed concreteness effect を示す患者によって反証が出されている．その研究以来，逆の具象性効果を示す患者が数名報告されている．このパターンの一つの解釈は，感覚-機能理論に密接に関連している．すなわち，逆の具象性効果は，抽象語よりも具象語でより重要となる感覚的特徴のより深刻な欠損に関係しているかもしれないとみる(Breedin, Saffran, & Coslett, 1994)．しかし，おそらく感覚的特徴が障害されている逆の具象性効果を示さない症

例を，どのように説明するのかに関しては問題が残る．

◎品詞に特異的な障害◎

品詞 word class は，言語において基本的な統語的属性を表すが，そこには同時に意味と並んで興味をそそるものがある．たとえば，名詞と動詞は，文中で異なる役割を果たしているが，その意味もまた異なり，名詞は物体を動詞は行為を指し示す．後でみるように，この問題は品詞に特異的な障害 word-class-specific impairment に関する最近の議論の中心となっている．

名詞-動詞の乖離についての最初の臨床的観察は，18 世紀の半ばまでさかのぼる(Denes & Dalla Barba, 1998; Östberg, 2003)．そのような乖離の詳細な症例報告は，その後 200 年以上出現しなかった．動詞は本来名詞よりも複雑であると考えることができ，したがって脳損傷の影響によって，より傷つきやすい(たとえば，Williams & Canter, 1987)が，名詞と動詞の二重乖離が記述されてきた(レビューとして，Bird, Howard, & Franklin, 2003; Druks, 2002 を参照のこと)．また名詞と動詞の産出の障害は，同じ品詞に影響する聴理解障害とともに出現する(動詞の理解と産出の障害：Daniele, Giustolisi, Silveri, Colosimo, & Gainotti, 1994; McCarthy & Warrington, 1985; 名詞の理解と産出の障害：Daniele et al., 1994; Silveri & Di Betta, 1997)，あるいは明らかな理解障害を伴わないで出現する(動詞産出の障害：Caramazza & Hillis, 1991; Silveri & Di Betta, 1997; 名詞産出の障害：Miozzo, Soardi, & Cappa, 1994; Silveri & Di Betta, 1997)．理解障害を伴う品詞に特異的な障害は，中核的な意味-統語障害を示唆するが，その場合これは前述したカテゴリー特異性意味障害と類似する．一方，単なる産出だけの障害は，出力辞書あるいはそれ以降の処理経路で，名詞と動詞という 2 つの主要な内容語のカテゴリーが区別して表現されていることを示唆する．さらに，出力に関係した品詞効果は，口頭表出または書字だけに名詞-動詞の乖離を示す症例によって裏づけられている(たとえば，Caramazza & Hillis, 1991)．

名詞と動詞は統語的,意味的,そして音韻的にも互いに相違する(Black & Chiat, 2003)．したがって名詞-動詞の乖離の基礎にあるメカニズムは，

非常に複雑であり患者によって異なる．統語に関していえば，一般に観察される失文法と動詞産出障害の連合(たとえば，Miceli, Silveri, Villa, & Caramazza, 1984)は，統語障害を伴うことが共通特徴であることを示唆するが，動詞の障害を示すが失文法を示さない失語症患者も報告されている(たとえば，Daniele et al., 1994)．意味に関して，名詞−動詞の産出障害は，絵の呼称と絵と単語のマッチング課題を用いて実験されたために，具象名詞と行為の動詞が典型的に研究されてきたことに留意する必要がある．そのように選択された名詞セットと動詞セットの意味は，必然的に異なるだろう．感覚−機能理論に基づくと，単語処理課題における「名詞」対「動詞」の乖離は，それぞれ「感覚的特徴」対「機能−連合的特徴」における基本的障害に関係していると主張できる(Bird, Howard & Franklin, 2000)．この見方に立てば，名詞−動詞の乖離と生物−人工物の乖離(抽象語−具象語の乖離と同様に)は，関連している．さらに，Birdら(2000)が強調した名詞−動詞の乖離に関する先行研究の問題点は，概念の感覚的特徴の全般的な豊かさを反映する「心像性」という要因をほとんど統制していないことであった．絵を使用した研究で典型的に使われた名詞と動詞の心像性が，動詞でより低くなるということは避けがたいことである．Birdら(2000)は，自分たちの理論を実証するために，単語産出障害のある患者6名のデータを報告した．このうち3名の患者は"動詞障害"として，他の3名は動詞が保たれていると分類できた(なお，両グループとも名詞すなわち物体の呼称における障害は同程度であった)．動詞が保たれていた患者は，人工物よりも生物の呼称でより困難を示した．さらに生物と人工物についての定義では，感覚的特徴の成績が相対的に乏しかった．"動詞障害"の患者では，心像性を統制すると単語クラスによる効果は消失し，他に意味的に関連する効果は観察されなかった．

　Birdら(2000)による「動詞」対「名詞」の産出障害に関する意味−概念的説明には，異議が出された(Shapiro & Caramazza, 2001a, 2001b)．さらに，動詞−名詞の乖離における心像性の役割に関する主張に答えて，Berndt, Haendiges, BurtonとMitchum(2002)は，名詞よりも動詞の産出が有意に悪い失語症患者5名を報告した．絵で表された行為と物体

の目標語の心像性は統制されなかったが，Berndt ら(2002)は，音声言語による文章完成課題は，心像性，頻度，語長を統制した名詞と動詞の目標語を用いるようにデザインした．患者の文章完成能力は，この課題を遂行するには十分であったが，5名の患者すべてが，この統制された課題においても動詞産出障害を示した．しかし，2名の患者で観察された心像性効果は，品詞に特異な障害とは無関係であるように思われた．この研究は，名詞-動詞の乖離を単に心像性効果に還元することはできないことを示唆している．ただし，現在関与すると考えられているすべての心理言語学的要因を考慮した，さらなる名詞-動詞の乖離についての研究が必要である．

　固有名詞 proper name は，実在するものを指すために，名詞の下位カテゴリーとして興味深いものとなっている．人の名前を思い出すのが一番難しいというのは，日常的によく起こることであり，固有名詞の検索は，加齢の影響に最も敏感である．Semenza と Zettin(1988)は固有名詞の表出障害について初めて詳細に研究したが，それ以来，いくつかの症例研究が，固有名詞の検索における偏った障害を報告している．この問題は，物品呼称は明らかに良好であるのに，有名人や家族構成員を名指すことが難しいといった形で現れる．なじみのある人の顔をみて名前を言うことが困難なほど，おそらく国名や都市名という他の固有名詞のタイプでも同様に問題が生じる確率はより高くなる(Hanley & Kay, 1998)．固有名詞の検索障害は，同一の目標語の理解障害と一緒に観察されており，結果として意味システムにおける特殊化された領域の障害を示唆する(たとえば，Miceli, Capasso, Daniele, Esposito, Magarelli, & Tomaiuolo, 2000)．しかし，それは多かれ少なかれ出力に関係した障害としてみることができるように思われる(Harris & Kay, 1995)．現象としての固有名詞の検索障害は，健常者にとってさえ人の名前を思い出すことが，より難しいという事実と関係しているかもしれない．しかし，固有名詞を覚えるのは総じて難しいといった簡単な解釈を否定する二重乖離の証拠が最近出されている．Lyons, Hanley と Kay(2002)は，なじみのある人たちの名前を思い出すことは正常であったにもかかわらず，ありふれた物品の呼称と理解に障害があった脳卒中患者を報告し

た．彼らは，この患者の障害パターンを Caramazza と Shelton(1998)による領域特異的知識モデルに沿って解釈している．これは，人物に関する知識が，専用の脳神経回路により担われた生得的に決定された意味システムのリスト(対照的なものとして「動物と植物」対「人工物」)に加えられるべきであると提案している研究者たち(Gentileschi, Sperber, & Spinnler, 2001; Kay & Hanley, 1999; Miceli et al., 2000; Valentine, Brennen, & Brédart, 1996)に賛同するものである．

　失語症研究において関心がもたれている，もう一つの品詞に特化した効果は，**機能語** *function word*−**内容語** *content word* の乖離である．一部の失名辞患者では機能語が内容語よりも良好に保たれており，これについての単純な説明は機能語の頻度が高いことであろう(たとえば，Ellis & Young, 1988)．機能語に明らかな困難を示す逆の乖離は，失文法を示す失語症と深層失読(たとえば，Coltheart et al., 1980)で観察されてきた．そのような障害の背後にはいくつかの理由があると思われる．それは，統語上の問題に関係しているかもしれないし(たとえば，Druks & Froud, 2002)，あるいは，機能語は意味内容が乏しく心像性と具象性が低いために，機能語の処理過程を弱める語彙−意味障害に関係しているかもしれない．また機能語−内容語の障害は，音声言語出力と文字言語出力間の代償的な乖離(Rapp & Caramazza, 1997)を示すかもしれない．それは，中核的な統語−意味処理過程に沿った障害を示唆する．

●単語産出における形態構造的障害●

　単語は，しばしば1つ以上の意味を運ぶ単位(形態素)から構成される．形態構造的に複雑な単語の主なタイプは，複合(例：post + man)，派生(例：work + er)，語尾変化(例：work + s)である．なかでも，形態素的に複雑な語，特に語尾変化は語彙と統語の両方にかかわり，発話における語彙的要素の役割と関係性を知る手がかりとなる．ここでの問題は，複数の形態素による語形産出の方法である．それには，基本的に2つの方法(さらに，それらを結合した混成モデル)がある．複数の形態素からなる単語は，構成要素の形態素からオンラインで組み立てられる(形態素的合成)か，単一の形態素による単語(語形全体の検索)のように

完全な語彙項目として貯蔵され検索されるかのいずれかである．形態構造的合成にとって基本的な候補は，最も生産的で意味が明白な語形，つまり語尾変化の形態である．そのような語形のオンラインでの構成は，記憶の貯蔵スペースを節約するだろう．それは，おびただしい数の新しい語が入力され産出される，形態構造的に豊かな言語[13]においては重要な問題である．完全な語形の検索に関しては，意味的に曖昧で〔たとえば red + neck という複合語のような，その意味（白人農園労働者＊訳者注）が構成素の単純な結合ではないものを考えよ〕，かつ新しい語をつくらない語形が重要な候補のように思われる．意味の曖昧さの他に，come + d の代わりに come → came のような不規則語の語形における音韻的曖昧さも，オンラインの音韻的変換よりもむしろ音韻出力レベルでの完全な語形の貯蔵を促すかもしれない．

　心理言語学では，発話における形態素の役割は，主に形態素の選択と配列における言い誤りを分析することにより焦点が当てられてきた（第1章参照）．失語症研究においても，形態素出力の心的組織化がいかになされるかが，まず自発話を分析するなかで探求されてきた．新造性ジャルゴン失語 neologistic jargonaphasia では，語幹が非語なのに，語尾変化は適切であることが一般的である（Caplan, Kellar, & Locke, 1972）．失文法については，Miceli, Mazzucchi, Menn と Goodglass (1983) が，形態-統語的問題が出力のみに関係していた失文法を呈したイタリア人の失語症患者2名を記述した．そのうちの1例は，正常な文構造を産出したが，定形動詞 finite verb（文や節のなかで人称や時制により語形を規定される動詞＊訳者注）の語尾変化と機能語の省略があったため，形態論的により障害されていると説明された．それにもかかわらず，この患者の発話での派生語の形態は正常であった．これは語尾変化と派生の過程での乖離を示唆しており，後により詳細な症例報告がなされた（たとえば，Laine, Niemi, Koivuselkä-Sallinen, & Hyönä, 1995; Miceli & Caramazza, 1988）．こうした症例研究は，さまざまな口頭表出課題にお

---

[13] これは，フィンランド語，ハンガリー語，トルコ語のように，語形成 word formation が生産的 productive であること，つまり造語能力に富む特徴をもつ言語を指している．こうした言語では，語幹の後の接尾辞の合成によって新しい語をつくることが普通に起こる．

いて，語尾変化の接尾辞に置換が生じたことを記載している．ただし，この場合派生語をつくる形態素は大体保たれている．これは，派生と語尾変化の間の言語学的区別が心理学的に事実であることを示唆しているかもしれない．

　語尾変化と派生の間の区別に関する失語症研究からの証拠は結局のところ，当初考えられていたより明確なものではない．派生語をつくる形態素と関係がある出力の誤りは，失語症患者においても報告されてきた．Semenza, Butterworth, Panzeri と Ferreri(1990)は，語尾変化と派生の形態素を使った非実在の語形(例：fratellanza"兄弟愛"の代わりに fratellismo"兄弟である状態")を産出する新造性ジャルゴン失語のイタリア人患者3名を報告した．驚くことに，こうした誤りの大半は，造語をつくらないと判断された単語の派生によるものであった．これらのデータに関する一つの懸念は，どんな誤りであれ，音韻性の誤りが結果として，接辞のような連なりを生む可能性を除外するのが困難なことである．それらが真の接辞だと考えたとして，なぜ造語をつくらない接辞なのか．健常者の場合，新しい語をつくらない派生形よりも新しい語をつくる派生形を生じやすい(Baayen, 1994)．しかし新造語的派生は，音韻的歪みと混同する可能性が回避できる失語症患者においても観察されてきた．Laine ら(1995)は，フランス語話者で深層失読と失文法を示した患者が，語尾変化した語形の理解と産出に重度の障害をもち，時々非実在の語幹と派生的接尾辞の結合したものも表出するのを観察した．この患者は，ほとんど音韻性錯語を産出しなかった．ほとんどの派生の誤りは，造語をつくる派生的な語形変化系列に関係があった．これは形態素による構成が，少なくとも造語をつくる派生形に使われるかもしれないことを示唆する．しかし，この構成過程がバックアップの手続きなのか，規定どおりに用いられたオンラインなのかどうかは未解決のままである．Laine ら(1995)は，この患者における(単一形態素的な派生語と比べて)語尾変化した単語での顕著な障害は，きわめて高頻度の単語になると消失したことにも注目した．これは，非常に一般的な語尾変化の語形は，完全な形態で検索しやすいことを示唆し，そして語尾変化と派生の境界の曖昧さを指摘するものである(イタリア語での類似した証

拠は Luzzatti, Mondini, & Semenza, 2001 を参照のこと).

　語尾変化の形態素にかかわる領域で，英語の過去形における規則変化と不規則変化の区別(例：look‒looked 対 run‒ran)は特に関心が寄せられてきた．不規則な語尾変化は完全な語彙項目として検索されるのだろうか．一方，規則変化は高頻度の形態を除きオンラインで構成されるのだろうか(Pinker, 1998)．Ullman と彼の共同研究者は，神経疾患患者に簡単な文章完成課題を用いて，この仮説を検討した(Ullman et al., 1997)．結果は，規則語と不規則語の処理過程が，神経解剖学的に区別されていることを示唆した．主に脳の前方病変の患者は，不規則語よりも規則語でより多くの誤りを示した．主に脳の後方病変の患者は，反対のパターンを示し，dig‒digged のような規則化する誤りがみられた．しかし，二重経路のメカニズムによる説明は，単一の音韻‒意味ネットワーク内で規則‒不規則の区別をシミュレーションできるとするコネクショニスト・モデルでは否定されている(Joanisse & Seidenberg, 1999)．特に不規則変化は意味ユニットに対する損傷の影響を最も受けやすく(意味‒音韻結合は不規則性を最初に符号化するのに必要とされる)，一方，音韻ユニットの損傷は規則的変化，特に新しい語尾変化の誤りにつながりやすくなる．意味痴呆患者に関する最近の研究は，不規則変化動詞の過去形での障害と意味障害との関連を示唆している(Patterson, Lambon Ralph, Hodges, & McClelland, 2001)が，これは，普遍的な現象ではない(Miozzo, 2003)．

　複合語の産出は，語彙検索における形態素の処理過程に関する別の情報源である．失語症患者の複合語での誤りにおいて，複数の形態素からなる目標語の構造が保たれていることはまれではない(たとえば，Hittmair-Delazer, Andree, Semenza, De Bleser, & Benke, 1994)．そのような誤りの英語での例は，snowman → snow wheel, stopwatch → time clock, seahorse → horse something, trash can → can trash (Badecker, 2001)である．こうした誤りは，複合語の構造的記述に関する検索には成功したが，次の音韻符号化に失敗したことを示唆する．Blanken(2000)は，失語症患者の複合語呼称における構成語の頻度や複合語の意味的曖昧さの影響を検討するために，音韻的問題が最も軽度な

失語症を呈したドイツ語話者 40 名を対象に，名詞の複合語呼称課題を実施した．複合語の呼称には，構成語の頻度効果，特に最初の構成素の頻度効果が認められた．これは，目標語の検索が形態素に基づいていることを示唆する．意味的曖昧さに関しては，より曖昧な刺激ほど構成素の置換や単純化が少なかった．これは，意味的に曖昧な複合語になるほど，単語全体の検索が使われることが多くなることを示唆している．

●単語産出に限定されたカテゴリー特異性障害●

カテゴリー特異性障害に関する文献には，その障害が単語産出だけに限定され，単語理解における対応する問題がない患者が含まれている．たとえば，そのような症例では，不釣り合いな呼称障害が植物（果物と野菜）でみられたり（Hart, Berndt, & Caramazza, 1985），人工物でみられたりする（Silveri, Gainotti, Perani, Cappelletti, Carbone, & Fazie, 1997）．先述のように，絵と単語のマッチング課題と呼称課題を比較することは，難易度に関する本来的な相違から扱いにくいが，もし出力だけに関係したカテゴリー特異性障害が実際にみられた場合，中核的意味レベル以外の単語産出メカニズムの機能的組成について重要なことを示唆している可能性がある．理論上，出力辞書は，概念−意味システムの範疇的組織化を反映することができるが，意味カテゴリー効果は意味と語形の間のマッピングによっても引き起こされると想定できる．たとえば，語彙処理過程の分散表象型コンピュータ・モデルという文脈内でのカテゴリー特異的な出力障害の議論において，Miikkulainen (1997) は，意味特徴地図から音韻特徴地図への「多」対「多」のマッピングは，地図のような組織化を示す介在ニューロン interneuron からなると考えると最もよく理解できると指摘した．意味的地図に近ければ，この組織化は意味的であるが，一方別の側に近ければ音韻的または正書法的になる．

本章の要約

本章は詳細な症例報告の概説を通して，一般的意味障害とカテゴリー特異的な意味障害，単語の出力形態へのアクセス，構音に必要な音韻的

配列を組み立てることの問題によって生じたとみなせる，失語症の反応パターンを例証した．失名辞をもたらす一般的意味障害に関しては，語彙理解障害と比較的保たれた単語レベルの音韻能力が，患者の共通特徴であると結論した．また，多くのカテゴリー特異的，意味－統語的障害に言及した．数多い研究がなされた生物と人工物カテゴリーの乖離に関しては，動物，植物と人工物は互いに乖離することがあるようだが，人工物は信頼できるカテゴリー内での分別化は示されていない．統語カテゴリーでは，「名詞」対「動詞」，「固有名詞」対「他の一般名詞」，「機能語」対「内容語」という乖離が報告されてきたが，その意味的乖離に関しては，その背後にあるメカニズムはまだ明らかではない．

"喉まで出かかっている"現象は，意味と音韻の間の中間領域が単語検索で特に傷つきやすいことを立証している．語彙－意味能力と音韻能力は保たれているが呼称が障害されていたことから，この中間領域にある機能が損傷を受けていると考えられた失語症患者の代表的症例を記述した．こうした症例は，単一の症状を背後にある障害の解釈に使うべきではないということの例証としても役立っている．すなわち，意味性の失名辞を示唆するものがないにもかかわらず，患者が呼称で意味性の誤りをするかもしれないことが明白になったのである．むしろ，意味と音韻の中間領域に障害のある患者では，意味性錯語は，正常な語彙選択に必要とされる意味と音韻の相互作用を示唆しているように思われる．意味レベル以降の障害をもった他の症例は，呼称障害が音声言語か文字言語のいずれかに限定される場合があることを示している．

単語産出障害の最後のカテゴリーは音素組み立ての障害で，いくつかの処理過程が含まれる．これは，本章で焦点を当てて検討した音声言語産出において，音節化，韻律の符号化，構音の符号化を指している．これらのレベルに障害のある患者は，実際には用語の一般的な意味では失名辞とはいえないかもしれない．しかし彼らは，むしろ意図された目標語に非常に近似してはいるが，音韻的に歪められた出力（より長い単語で生起しやすい）を回避しようと努力する．したがって，患者は正しい語形を目標にしているが，音韻出力のオンラインによる組み立て，短期記憶バッファーの機能として記述される過程に問題があると想定するこ

とができる．最後に，末梢レベルの発話障害にはさまざまなものがあるが，言及したように発語失行という用語を扱ったにとどめた．

第 3 章　呼称の神経基盤

　単語産出に欠くことのできない脳構造とは何か．古典的 Wernicke-Lichtheim モデル(図 1-1 参照)の説明は，簡潔である．どのような単語産出課題でも，単語の聴覚イメージはウェルニッケ野(左側頭葉上-後部)で想起され，弓状束と呼ばれる皮質間経路を介してブローカ野(第三前頭回後部)へ流れ込む．ブローカ野で，単語の運動イメージが引き起こされ，構音運動を導く．単語産出課題が，聴いた単語を繰り返すといったより自動的行為ではなく，意図的/概念的に導かれた言語行為(例：会話を続ける，検査者の要求に従ってさまざまな種類の動物の名前を列挙する)を要求する場合，Lichtheim が提案した"概念中枢"がこの過程に加わる．この"中枢"は脳の特定の場所に限局されなかったが，古典的言語領域以外の場所で担われていると考えられた．しかし当時の研究者のなかには，(左)側頭葉後下部を，すべての感覚情報が入ってくる収束点とみなせると仮定し，そこに"呼称中枢"を位置づけようと試みた者もいた(Mills & McConnell, 1895)．

　Geschwind(1965)は，古典的 Wernicke-Lichtheim モデルの改訂版で，(左)角回を多数の感覚の収束領域とみなし，語形を概念につなぐことができる，系統発生学的にごく新しい領域であると想定した．この領域と周辺の側頭葉は，必ずというわけではないが，たいていの文献で失名辞失語 anomic aphasia の臨床症状を示す患者の病変部位として例証されていることにも留意したい(たとえば，Goodglass & Kaplan, 1983)．後述するように，最近の単語検索に関する研究は，こうした古典的モデルに異議を唱えている．最近の知見は，機能的にも解剖学的にも分散しているシステムを示唆しており，それは古典的言語領域にとどまらず，それ以外の領域の関与も想定している．この蓄積されつつある証拠は，脳損傷患者の病変部位を正確に同定できる構造的脳画像法〔コンピュータ断層撮影法 computerised tomography(CT)，磁気

共鳴画像法 magnetic resonance imaging(MRI)〕と，生体脳が課題を処理する際の局所的脳活動を測定できる機能的脳画像法〔陽電子放射断層撮影法 positron emission tomography(PET)，機能的磁気共鳴画像法 functional magnetic resonance imaging(fMRI)，脳磁図 magneto-encephalography(MEG)〕といった過去30年間の目覚ましい発展によるところが大きい．

単語産出における病巣研究

病巣研究 lesion study は，認知機能の脳局在を考えるための伝統的アプローチである．単語検索の障害が A 領域の損傷でみられ，B 領域の損傷ではみられなかった場合，(a)この認知過程のために，脳が何らかの機能的特殊化を発展させたこと，(b) A 領域が単語検索に必要とされていること，を示唆する．これは，単語検索の機能がその領域に"存在している"ことを必ずしも意味しない．「人をしゃべれなくする病変部位を突き止めることはできるかもしれないが，言語がどこに局在するかを突き止めることはできない．それは脳全体(あるいは身体全体)に存在するだろう」とは，Hughlings Jackson(1867)によって1860年代後半にすでに強調されたことである(Harrington, 1987)．つまり脳損傷患者の不完全な言語機能は，何よりもまず残存している脳細胞の機能性について語っているといえる．とはいえ，上述の結果は，単語産出に必要な少なくとも1つ以上の機能的結合や下位の処理過程が，A 領域で担われていることを示唆する．その下位の処理過程を同定するには，患者の呼称成績とその患者の病変部位の両方についてより精緻な分析が必要である．

大脳皮質の病巣は，脳の機能的区分より生理学的区分に従うことを常に銘記することが重要である．いわば脳の病変部位は，実際の脳で観察された"自然の実験"の結果である．たとえば A 領域の下位区分である A1 野，A2 野，A3 野に限局した病巣をもつ患者に，臨床ではほとんど遭遇しないかもしれない．さらに多発性脳梗塞，頭部外傷，脳腫瘍，認知症を引き起こす疾患の患者では，神経損傷がより散在性であるために，病変の局在がはっきりしなくなる．こうした点が病巣研究の限界の一つ

である.また,構造的病変部位を示すCTやMRIでは,失われずに保存されてはいるが代謝が低下し,ことによると機能低下している神経組織がどの程度広がっているのかについてはわからない.それは,典型的には破壊された領域を取り囲んでいる.

行動学的側面での限界は,患者が示す認知機能の症状の"曖昧さ"である.A領域は呼称に関係する下位の処理過程に加え,他の機能も担っているかもしれず,その損傷は呼称に二次的効果をもたらす可能性がある.さらに記憶,注意,抽象化,精神運動を速く行うといった機能にとっては,大脳全体が完全であることが重要であるように思われる.言い換えれば脳の病変がどこであっても,こうしたびまん性症状が誘発される可能性があり,単語産出課題の性質にもよるが,その効果は単語検索にも同様に反映される.さらに慢性期の失語症患者は,単語産出の困難に対して代償的ストラテジーを発達させているかもしれず,それは行動学的データの解釈をさらに複雑にさせる.こうした点に留意して,呼称障害の病巣研究を検討していく.読者にとっての便宜を考え,図3-1に左大脳半球外側面の主要な脳回と,Brodmannの細胞構造学的領域(BAs)(ブロードマンの脳地図と呼ばれる＊訳者注)を図示した.

◦失名辞に関係する病巣◦

呼称と側頭葉機能に関連があるとする考えは,古くからあった(初期の文献としてMills & McConnell, 1895参照).Newcombe, Oldfield, RatcliffとWingfield(1971)は,第二次世界大戦の退役軍人でミサイルにより脳損傷を受けた患者を対象にした研究で,この関連を支持する結果を得ている.呼称障害は左半球損傷と両側損傷に関係し,左半球損傷グループで,すべての失名辞患者(57名中9名)は左側頭-頭頂葉に損傷があった(現在の構造的脳画像法がない状況での病変部位の特定はもちろん綿密なものではなかった).呼称障害と側頭葉の関連は,他の類似した病巣研究(Coughlan & Warrington, 1978; McKenna & Warrington, 1980)によっても支持されている.

Knopman, Selbes, NiccumとRubens(1984)は,CTを初めて用いた失名辞の病変局在に関する系統的研究で,左半球一側の虚血性脳梗塞に

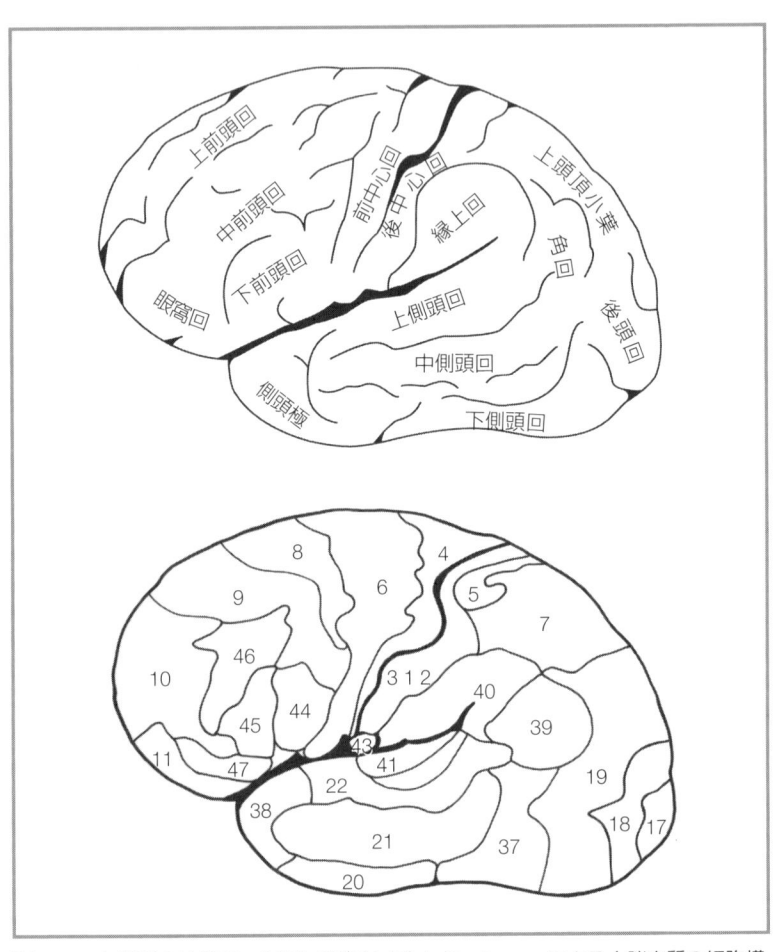

図 3-1　左半球の外側面：主要な脳回（上図）と Brodmann による大脳皮質の細胞構造学的領域（下図）

よる右利きの失語症患者 54 名を検査し，追跡調査を行った．大きな脳梗塞（> 60 cm^3）の場合，視覚的提示による呼称課題で何らかの障害を引き起こした．より限局した損傷（< 60 cm^3）で失名辞が持続する場合，病変部位について 2 つのクラスターが観察された．最も頻発する誤反応タイプが意味性の誤りで，最重度の呼称障害を示した患者の場合，下頭頂葉のほとんどと，中側頭回の一部を含む上側頭葉後方と関係してい

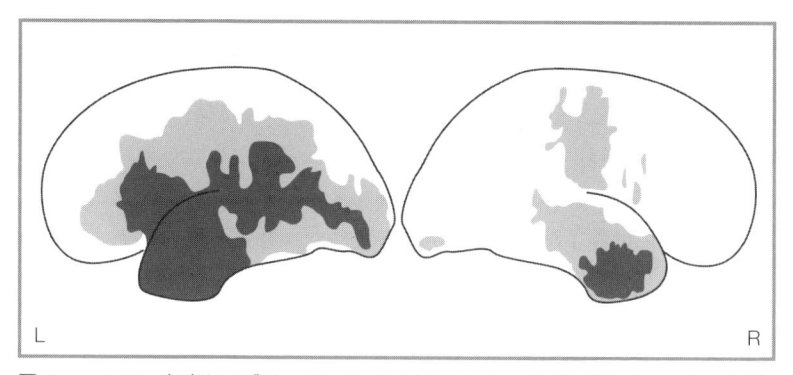

図 3-2 5 つの意味カテゴリーのうち，少なくとも 1 つで呼称障害を示した一側性脳損傷の患者($n=76$)における病巣の重なり
正常な脳の鋳型に変換されたボクセル解析．黒い部分は，患者で損傷がより重複したことを示している．Damasio ら(2004)に基づく図示．

た．音韻性の誤りが呼称の主な誤反応であった患者の場合，病変部位は島と被殻を含み，縁上回の深部に広がっていた．個人差は顕著で，いずれの病変部位も呼称障害が例外なく引き起こされるわけではなかった．

20 年後，Damasio, Tranel, Grabowski, Adolphs と Damasio(2004)は，物体認知と呼称障害に関する主に MRI に基づく大規模な病巣研究を発表した．最終的に検討された症例は，注意深くスクリーニングされた神経疾患者 139 名で，ほとんどが CVA による単一半球損傷であった．呼称と絵の理解は，5 つの異なるカテゴリー(有名人の顔，動物，道具と台所用品，果物と野菜，楽器)から選択されたものを用いて調べられた．呼称に失敗した場合，患者はその刺激絵を説明するように求められ，物体認知の評価のために得点化された．この方法で Damasio ら(2004)は，単語検索(正しく物体認知されたが呼称に失敗)と物体認知(物体認知と呼称に失敗)に関係する病変部位を検討した．呼称の誤反応タイプは分析されなかった．半数以上の患者が，少なくとも 1 つの意味カテゴリーで健常者の呼称よりも低下した．予想されるように，そうした患者のほとんどは左半球損傷であったが，約 3 分の 1 は右半球損傷であった．図 3-2 は，呼称障害がみられた患者の病変部位の重なりを，ボクセル(脳画像解析手法の一つ＊訳者注)に基づく透視図 voxel-based

rendering で示したものである．それは，下頭頂葉，頭頂-後頭葉という古典的言語野と左側頭葉の前方部全体において，損傷が最も重複したことを示している．一方，呼称能力が保たれていた脳損傷患者においては，(図では示されていないが)最大限の損傷の重なりは右半球にみられた．呼称障害における左半球損傷の優勢とは対照的に，絵の認知障害に関連する損傷は両半球に均等に分布していた．特定の意味カテゴリーの認知と呼称に関係する病変部位についての Damasio ら(2004)の主要な論点は，後の節で取り上げる．

前述した失名辞についての2つの構造的脳画像研究(Knopman et al., 1984 と Damasio et al., 2004)を比較すると，ウェルニッケ野を取り囲む左後部の病変部位と，隣接する下頭頂葉の病変部位が一致している．失名辞に対する左側頭葉前部の役割に関する相違は，検査刺激に含まれる意味カテゴリーのタイプだけでなく，おそらく2つの研究における患者の特徴や病変部位の分布違いに関係していると思われる．

呼称障害の神経学的相関を研究する別のアプローチとして，神経外科手術が施行されている患者の皮質を直接刺激する方法が使われてきた．意識のある患者が簡単な呼称課題を行っている間，手術の間むき出しになった皮質組織のさまざまな区域(こうした手術を施行された患者の多くは側頭葉てんかんの患者であったため，しばしば側頭葉領域)に，非常に弱く短い電流が流された．特定の部位を刺激したときに呼称が中断されることは，刺激された場所が呼称機能に関連していることを示唆する．Ojemann(1991)は，自らの広範な研究を概観し，皮質刺激法を用いた言語マッピング研究によって同定された呼称に関係する脳部位は，皮質区分とは空間的に独立した，かなり小さいもの($1 \sim 2\ cm^2$)であったと指摘している．その部位は患者による相違が大きく，呼称障害は，前頭葉の運動野，運動前野そして背側の前頭前野の下部から上前方部に加えて，中側頭葉から上側頭葉の範囲を刺激したときに観察された．このなかでは，左側頭葉の中部と後部に対する刺激が最も一貫して呼称を妨害した．皮質刺激法を用いた他のいくつかの研究は，しばしば"側頭基底部の言語野 basal temporal language area"と呼ばれる左側頭葉下部において，言語理解と呼称を含む言語表出機能で一時的障害が起こっ

たと報告している(Burnstine et al., 1990; Lüders et al., 1991; Lüders et al., 1986). その部位は, 下側頭回, 紡錘回, 海馬傍回が含まれる. 皮質刺激研究による興味深い結果を考える場合, やはり被験者が脳の構造的かつ機能的変化を伴う神経疾患患者であり, 呼称に関与する皮質組織がその影響を受けている可能性があることを留意すべきである. また, むき出しにされた皮質は患者ごとに異なり, ある患者における特定の脳部位の刺激により引き起こされた呼称障害の性質(意味性かそれとも音韻性か)を調べることもなく, 手術中という環境のために簡単な線画呼称のような短い検査が施行されたにすぎない. 言い換えれば, 皮質刺激研究も先述した初期の病巣研究も, 異なるタイプの失名辞における脳-行動の相関を明らかにするものではないといえる.

最近, 経頭蓋磁気刺激 transcranial magnetic stimulation(TMS)と呼ばれる新しい方法により, 健常者の皮質機能に一時的な障害をもたらす場所が, 帰納的に特定できるようになった. TMS 装置は, コイルの下にある皮質ニューロンの細胞膜の極性をなくす強い局所的な磁気パルスを出す. つまり, TMS は興奮可能な皮質組織を活性化させることができるため, 脳内の情報処理過程に一時的影響を与えることができるのである. これにより左前頭葉領域での TMS の使用が発話停止を生むことがわかってきた(Pascual-Leone, Gates, & Dhuna, 1991)が, TMS を用いた呼称の系統的研究は依然として少ない. Stewart, Meyer, Frith と Rothwell(2001)は, 左 BA37(ブロードマンの 37 野, 図 3-1 参照＊訳者注)の後部を刺激している間, 物品呼称は一時的に遅くなったが, 色名呼称や単語と非語の音読は変化がみられなかったと報告した. この効果は, 意味や音韻というよりも, 物体認知における BA37 後部の役割を示すものと解釈された.

要約すると, 左側頭葉あるいは側頭-頭頂葉の損傷は, 最も一貫して失名辞と関係していた. さらに単語検索障害は, 左前頭葉あるいは前頭基底部(Jacobs, Shuren, Bowers, & Heilman, 1995; Newcombe et al., 1971; Ojemann, 1991), 左視床(Raymer et al., 1997a), 左島-被殻(Knopman et al., 1984), 左頭頂葉(Newcombe et al., 1971)の病変や刺激(による妨害), そしてまれではあるが右側頭葉あるいは頭頂葉病変(交

叉性失名辞失語 crossed anomic aphasia; Ferro, Cantinho, Guilhermina, & Elia, 1991; Hadar, Ticehurst, & Wade, 1991; Larrabee, Holliman, Doreen, & Zachariah, 1991)でも観察された．呼称障害に関係した病変部位が，神経解剖学的には広範囲だが主に左半球損傷であることは，Damasioら(2004)による最近の大規模な研究においても立証されている．単語検索障害が最も顕著な特徴である失名辞失語の臨床例においては，病変部位が左角回から左中-下側頭回後部まで変化し，しばしば左前頭葉皮質下まで及ぶ(Goodglass, 1993)．事実，左半球のシルヴィウス裂周囲の皮質，皮質下に病巣がある失語症患者の大多数は，単語検索障害を示す(Goodglass, 1993)．

結論として，こうした結果は，広範な左半球領域の機能的統合 *the functional integrity of extensive left hemisphere areas* が密接に相互結合されたシステム a closely interconnected system を形成し，それが正しい呼称がなされるために重要であることを示唆する．同時に病巣研究は，この神経解剖学的ネットワークにおいて，特定の領域(特に左側頭葉後部，側頭-頭頂葉)が他の領域よりも重要であることを示唆している．さらに，原因疾患の違いや脳組織における個人差により，失名辞と脳-行動の関連性は変動する．失名辞は左半球損傷に敏感な徴候として考えられてきたが，少なくともそのような脳-行動の指標が局在していることは疑いない(Goodglass & Kaplan, 1983)．

第2章で議論したように，失名辞には呼称の主要な処理段階と一致した機能的に分離可能なタイプがある．意味性失名辞，音韻性失名辞，音素組み立ての障害は，脳の異なる病変部位に対応しているのだろうか．これについては次節で検討するが，ある特定の失名辞タイプを代表する，綿密に調べられた"純粋"例がまれであるため，この疑問に対する明確な答えは得られないと指摘しておく必要があろう．

◦意味性失名辞に関係する病巣◦

意味痴呆 semantic dementia では，すべてのケースにみられる意味-概念障害が顕著な失名辞をもたらす．意味痴呆は進行性でびまん性の神経変性疾患であるために，患者の構造的脳神経画像は，損傷の局在に関

する詳細な情報を提供できないが，側頭葉萎縮の一貫したパターンがあり，しばしば左半球でより優勢となる．これは構造的 MRI で例証されており，図 3-3 に示すように，意味痴呆の患者 4 名においては，白質の密度が有意に低下（すなわち，ニューロンの欠損）した（Mummery, Patterson, Wise, Vandenbergh, Price & Hodges, 1999）．最近 Galton ら（2001）は，意味痴呆の患者 18 名について構造的 MRI 上の側頭葉分割領域の注意深い容積測定分析を行った．この下位区分は，側頭極（主にBA38），扁桃体，海馬，海馬傍回，紡錘回，下・中側頭回（BA20，BA21）と，上側頭回（BA22，BA41，BA42 の一部）を含んでいた．この研究には，高齢者の統制群とアルツハイマー病患者も含まれていた．統制群との比較において，意味痴呆の患者は，右の海馬と上側頭回を除く，これらすべての側頭葉の部位で非常に有意な萎縮を示した．意味痴呆とアルツハイマー病の患者を併せての相関分析では，左上側頭回の萎縮の程度が，意味処理過程を評価する検査（Pyramids and Palm Trees test, 意味カテゴリーに基づく語列挙，線画呼称）の得点と有意に相関していた．さらに，下・中側頭回に加えて左側頭極の萎縮の程度は，2 つの呼称検査成績と相関していた．

　全般的な意味障害による失名辞を示した CVA 患者を，神経心理学的に十分に研究したものは数少ないので，脳と行動の関係についての明確な結論を出すことはできない．これは，病変部位が詳細に記述されていないためか，患者が複数の脳葉に影響する広範囲の損傷をもつため，あるいは，その両方のためである．Howard と Orchard-Lisle（1984）によって報告された患者 JCU は，前頭葉下部-後部，側頭葉上部，頭頂葉下部を含む広範な左半球損傷で，右頭頂葉損傷も認められた．Hillis ら（1990）の患者 KE は，左前頭-頭頂葉の大きな脳梗塞であったとだけ報告されている．

　古典的失語分類で比較的まれな症候群である超皮質性感覚失語 transcortical sensory aphasia は，意味と音韻の間のマッピング障害とみることができるため，ここで重要となる（例：Hickok & Poeppel, 2004）．超皮質性感覚失語の患者では，聴理解障害と意味性錯語，無関連語，新造語が出現する発話がみられる．呼称は最も障害され，顕著な無関連反

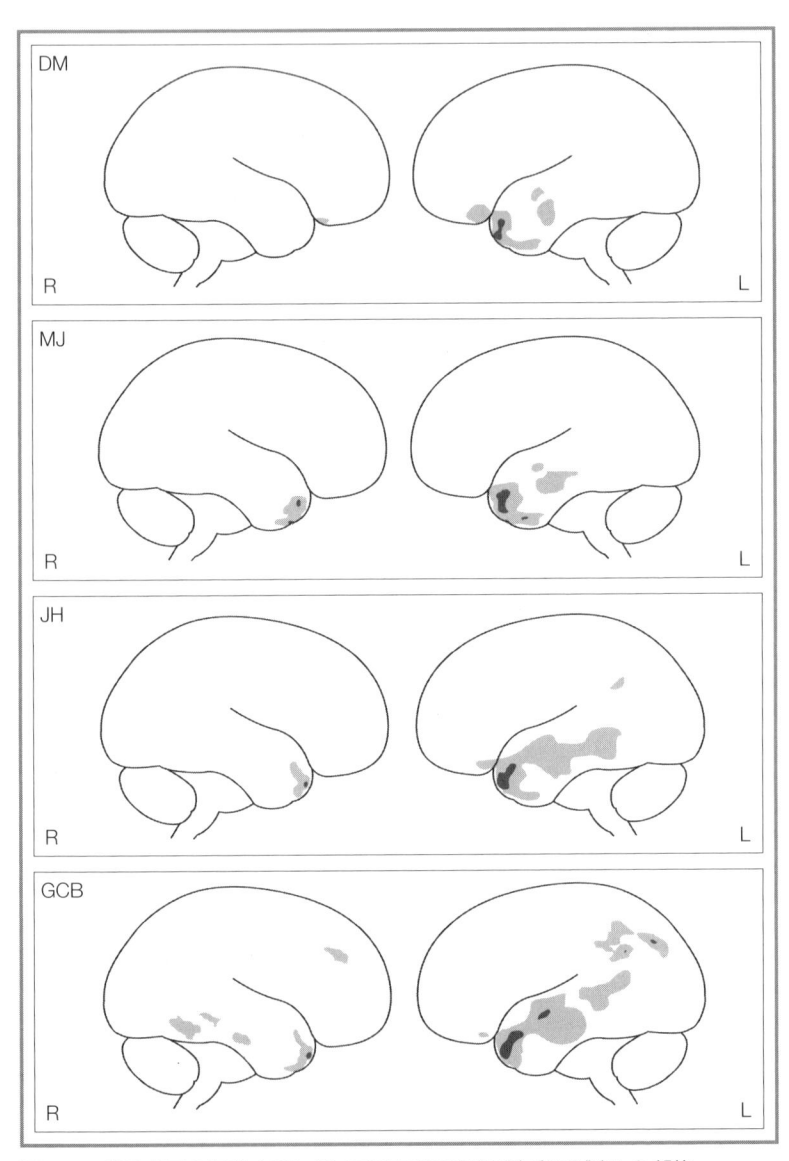

図 3-3　意味痴呆の患者 4 例において灰白質の密度が有意に減少した部位
　　　　黒い部分は，より有意な萎縮を示す．意味痴呆は，意味性失名辞をもたらす概念的-意味的障害と関係する．これは構造的変化を図示したもので，機能的変化を示したものではないことに留意されたい．4 名の患者すべてが，主に左側頭葉前外側部の萎縮を示した．Mummery ら(1999)に基づく図示．

応を示すことがある(Goodglass & Kaplan, 1983). しかし, 単語や文章を復唱する能力は保たれており, それは音韻システムが非常によく保持されていることを示唆する. 病変部位は患者により異なるが, 側頭葉後部-頭頂葉領域が損傷されていることが最も一般的である. Kertesz, Sheppard と MacKenzie(1982)は, 超皮質性感覚失語の病巣研究で, 側頭葉内側下部-後頭葉領域と, より外側の上頭頂葉-後頭葉の"分水嶺"領域の2つの場所で病変が重なり合っていたと報告した.

●音韻性失名辞に関係する病巣●

第2章で議論した音韻性失名辞がおおよそ明らかな症例は, 交通事故による頭部外傷(Lambon Ralph et al., 2000)か, 巨大な脳腫瘍(Kay & Ellis, 1987)であるために, 正確に病変部位を特定することはできない. Bachoud-Lévi と Dupoux(2003)によって報告された症例は, 上側頭回, 中側頭回, 下側頭回を囲んだ左側頭葉の大きな脳梗塞であった. Raymer ら(1997a)は, Lambon Ralph ら(2000)による症例と同様に, 理解と復唱は保たれているが呼称障害を示した症例を報告し, それを意味から音韻出力へのアクセスの障害として解釈した. この患者は, 脳梗塞による BA37 の上-外側部に対応する左下側頭葉後部の損傷(より古い小梗塞も指摘された)であった. Raymer ら(1997a)と一致して Foundas, Daniels と Vasterling(1998)は, BA37 の損傷に対応した音韻性失名辞の1例を報告した. 語彙-意味機能が比較的保たれていた別の失名辞患者は, 前頭前野(BA6)の下-外側部の損傷であった.

音韻性失名辞における BA37 病変の重要性は, さらに Antonucci, Beeson と Rapcsak(2004)によって検討された. 彼らは, 左側頭葉下部に限局病変があった CVA 患者8名の呼称と語彙-意味能力を調べた. これらの患者の呼称成績は, 正常から重度障害に及んだ. 対象患者は, 語彙-意味障害はないか非常に軽度であると報告されたが, 語彙理解は詳細に検査されていないので, 軽微な意味障害があった可能性は除外できない. この患者らにおいて最も重複した病巣は, BA20, BA37, BA36 と BA28 を含んだ左側頭葉の腹内側部であった(BA36 と BA28 は, 側頭葉の内側に位置しているので, 図3-1 では見えないことに留

意）．興味深いことに，BA37 と BA20 にかなりの損傷があった最も若い 49 歳の患者は，失名辞をまったく示さなかった．左側頭葉前方部を部分的に巻き込む損傷は呼称障害の質に影響しないが，てんかん患者における側頭葉切除の効果（Hermann et al., 1999）と同様に，損傷の前方部への広がりは失名辞の重症度と相関した．限られたデータではあるが以上の結果から，左側頭葉の中-腹内側部の病変が音韻性失名辞の"純粋"型と特に関係していることが示唆される．

●音素組み立ての障害に関係する病巣●

第 2 章で指摘したように，伝導失語は，音素組み立ての障害と関係した失語臨床型の典型である．この症候群では，音韻性錯語がさまざまな言語産出課題を通じて最も多く出現する．この症候群で重要な病変部位は左縁上回であると主張されてきた（Palumbo, Alexander, & Naeser, 1992）．他の病変部位は，感覚皮質に至る深部白質や島下の最外包，そして上側頭回後部を含んでいる（Damasio & Damasio, 1980）．上側頭回に部分的に広がった病巣では，当初みられたウェルニッケ失語が，重篤な錯語の表出と顕著な失名辞を伴う伝導失語へ変化する（Alexander, 2000）．頭頂葉まで広がった大きな病巣は，より重度の失名辞と関係している．Alexander（2000）によれば，自発話，復唱，音読，呼称での音韻出力構造を支えるために，側頭-頭頂葉の短い連合路を介してコミュニケーションする局部的機能ネットワークが存在することが，こうしたデータから示唆される．

音素組み立ての後方部ネットワークに加えて，運動-構音の前方部ネットワークが想定されてきた．第 2 章でいくつか詳細に記述した Larner ら（2004）による"音素出力バッファー"が障害された症例は，左中心前回の白質病変があり，部分的には中前頭回の後部に病巣が広がっていたがブローカ野の損傷は免れた．これは，音素結合の障害に関係する病変部位—中心前回下部（顔面支配領域），ブローカ野と隣接する白質—と重複する（Lecours & Lhermitte, 1976; Schiff, Alexander, Naeser, & Galaburda, 1983）．Larner ら（2004）は，ブローカ野が発話の連続的構造と構音の両方の符号化に重要で，その情報は次に運動実行のために中心前回下部へ

送られるかもしれないと示唆した．こうした領域における病巣の場所や広がりにより，障害が音韻的か音素的か，あるいは混合性か決まる．島前部の病変は，発語失行の患者において鍵となる病変部位と考えられてきた(Dronkers, 1996)．しかし構音のプランニングにおける島の固有の役割は，最近 Hillis, Work, Barker, Jacobs, Breese と Maurer(2004)により疑問が出された．彼らは，この病巣の重複は，中大脳動脈領域の大きな梗塞における島皮質の一般的な傷つきやすさを単に表しているにすぎないと主張している．

運動−構音の前方部ネットワークに関係する前頭皮質領域については，前頭葉と大脳基底核および小脳との結びつきが発話運動に関与すると示唆されてきた．たとえば，大脳基底核を冒す一般的な神経変性疾患であるパーキンソン病の患者は，子音産出に関して不正確であり，単調でいくぶん早口の発話となる(たとえば，Schirmer, 2004)．一方，小脳損傷は，ゆっくりしたテンポの発話で，音節の長さが同じになる傾向があり，/ba/ と /pa/ のような「有声」対「無声」の閉鎖子音−母音のペアを産出するとき，発話開始までの時間の変動性が増す傾向がある(たとえば，Ackermann, Mathiak, & Ivry, 2004)．

●カテゴリー特異的な意味−統語障害と関係する病巣●

Damasio, Grabowski, Tranel, Hichwa と Damasio(1996)は，限局した脳損傷患者 127 名になじみのある人の顔，動物，道具の絵を使った呼称課題を実施して，カテゴリー特異性呼称障害の神経学的相関を検討した．従属変数は各意味カテゴリーの呼称の誤反応数で，呼称成績は統制群の 2 標準偏差以下だった場合，異常とみなされた．語形の検索障害に焦点を当てた分析で，Damasio ら(1996)は，刺激絵が正しく認識されたことを示唆する反応だった場合(例：スカンク→ああ，近づきすぎると不快な臭いがする動物で，色は黒と白で，時々車に踏みつぶされて道路にペチャンコになっている)だけ，誤反応を得点化した．この採点方法は，得点化されなかった意味的に曖昧な誤反応数が報告されていないために，患者の語彙−意味処理過程の状態に関する情報を提供しない．したがって，この研究におけるカテゴリー特異性効果の原因を解

釈することには慎重を要する．呼称障害がみられた患者 30 名は，右半球損傷だった 1 名を除き，すべて左半球損傷で側頭葉に病巣があった．さらに興味深いことに，以下の結果が指摘された．(1)なじみのある顔の呼称障害は，左側頭極の病変と相関関係にあった．(2)動物の呼称障害は，左側頭葉下部損傷と相関関係にあった．(3)道具の呼称障害は，後方へ広がりのある左側頭葉の後外側部の病変と相関関係にあった．

　Damasio ら(1996)は，左側頭葉領域が単語検索において仲介的役割を果たすのではないかと述べている．つまり機能的に左側頭葉領域は，単語の概念と音韻的実現の間の語彙レベルに関係していると推測された(第 1 章参照)．彼らによると，このレベルのカテゴリー特異的な神経組織は，カテゴリーの構成メンバーに関係した感覚運動的特徴における相違によるかもしれない．しかし前述したように，Damasio ら(1996)が使った呼称の誤反応を得点化する方法では，こうしたカテゴリー特異性呼称障害の基礎にある意味性障害を否定することはできない．彼らの結論に至る場合，一般的な意味知識と語彙項目に特化した意味知識の両方を評価する検査において無傷であることを示すことができるはずである．

　後続の研究で Damasio ら(2004)は，動物，道具と台所用品，果物と野菜，楽器の刺激絵セットを用いて，カテゴリー特異性呼称障害の問題を限局した脳損傷の患者 139 名の病変部位を分析して再度検討した．前節で論じたように，この研究では理解(その物品についての患者の説明に基づき，必要であれば検査者はそうした説明を促した)と呼称のそれぞれの得点が計算された．**物体認知の障害**については，次のような病巣での重複が最も多かった．物体認知の障害が，なじみのある顔の場合は右側頭極と右角回の病変，道具と台所用品の場合は左側頭葉後下部の病変，動物の場合は両側の後頭葉内側部の病変と関係していた．果物と野菜の不完全な認知は，両側側頭葉，ほとんどが外側と腹側前-下部損傷に加え右側頭-頭頂葉の広範な損傷と関連した．楽器の物体認知障害と関連した病巣も，右角回と左半球の断片的で広範な領域という両側損傷の関与を示した．したがって，5 つの意味カテゴリーのうち 3 つでみられた物体認知の障害は，両側病変との相関を示唆したが，**呼称障害**

は左半球病変により局在した相関を示した(図3-4).有名人の顔を見て名前を言う呼称での障害は,左側頭極病変と関連した.動物の呼称障害は,左側頭葉前-下部,島前部,側頭葉背側-後頭葉の接合部の損傷と関連した.道具の呼称障害は,島の損傷に加え,側頭-頭頂-後頭葉の接合領域,中心前回と中心後回の下部の病変と関連した.果物と野菜の呼称障害は,中心前回と中心後回の下部,島前部の病変と関係した.最後に,楽器の呼称障害は,側頭極,側頭葉前-下部,側頭葉皮質の後外側部,島,中心前回と中心後回の下部の病変と関連した.

Damasioら(2004)の結果には,解釈を複雑にしている2つの問題があることに注意すべきである.第一に,実験の刺激セットは,視覚的複雑さ,単語頻度,心像性などの要因が統制されていなかった.事実彼らは,こうした要因を統制すると,刺激セットが非典型的なものになると主張している.実際こうした要因の(すべてではないが)いくつかは,意味カテゴリーのタイプと関係しており,それらが物体認知と呼称に影響しかねないのは事実である.こうした要因を統制することは,何人かの患者でカテゴリー特異性効果を消失させるかもしれない.したがって,相対的な呼称障害とその病変部位との相関が何を反映したものなのかは不明なのである.第二の問題は,呼称成績の採点方法である.呼称得点は,被験者が正しい物体認知をした刺激絵だけに対するものであり,評価された呼称項目が患者ごとに異なることを意味する.呼称得点を得るためには,物体認知で少なくとも50%正答である必要があるが,この得点方式では,被験者の物体認知成績が相違しても類似した呼称成績(例:正答率30%)が得られるのである.言い換えれば,前述した5つの意味カテゴリーにおける呼称障害と病変部位の神経学的相関は,単語検索障害の"純粋な"指標ではない.事実Damasioら(2004)は,呼称障害だけを示した患者と,呼称と認知の両方に障害を示した患者を比較した分析によって,この問題に焦点を当てている.この2つのグループ間で有意な相違を示したのは,道具と台所用品そして楽器の意味カテゴリーだけであった.道具と台所用品の場合,呼称障害と関係のある最も重複した病巣は左前頭葉弁蓋部と運動野の下部にあったが,呼称障害と物体認知障害を合併する場合は,左側頭葉後-中部であった.楽器の場

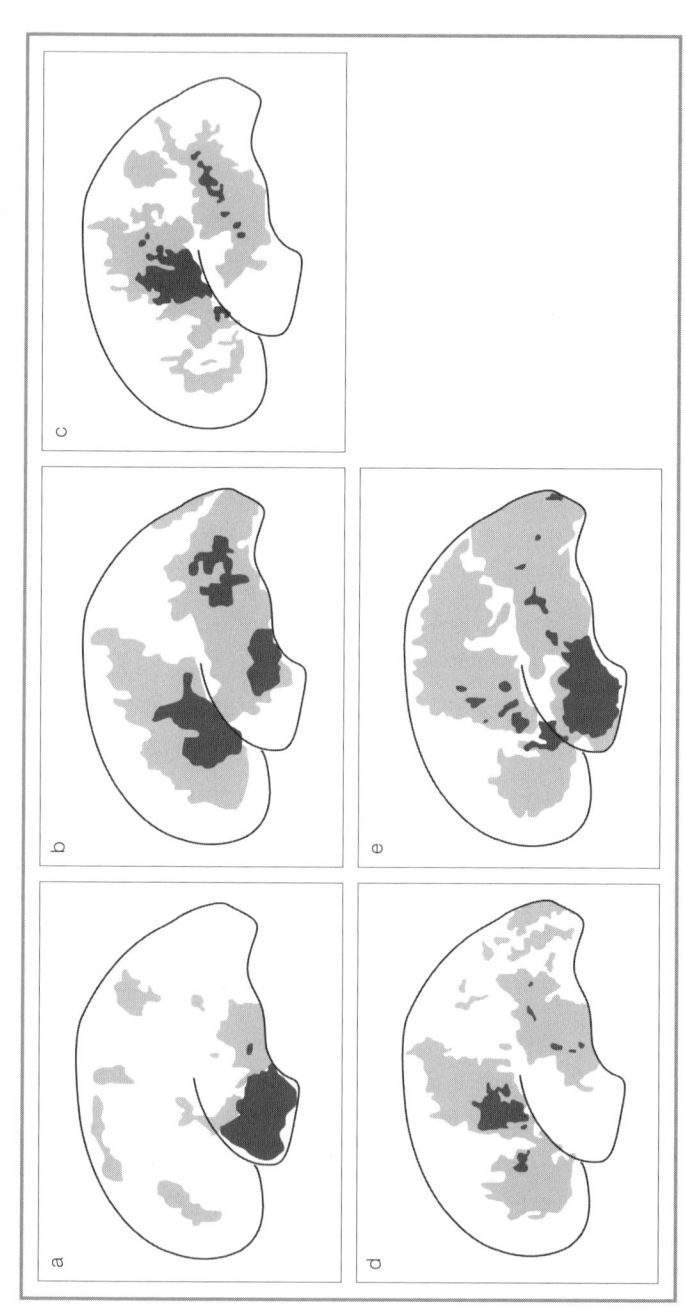

図 3-4 (a) 有名人の顔，(b) 動物，(c) 道具と台所用品，(d) 果物と野菜，(e) 楽器，の呼称で障害を示した患者において，最も重複した病巣を示す．各意味カテゴリーによる病巣相違の地図．黒が濃い部分は，病巣がより重複していることを示す．Damasio ら (2004) に基づく図示．

合，呼称障害だけは上側頭回の後部損傷と相関したが，物体認知と呼称の合併障害は左側頭極の下部領域で病変の重複を示した．他の意味カテゴリーについては，上述の同じ領域で病変の重複がみられた．

　Damasio ら(1996, 2004)による病巣研究を詳細に検討したが，カテゴリー特異性障害を示した患者の病巣研究は他にもある．Gainotti(2000)は，病変部位について何らかの情報が利用可能な，カテゴリー特異性障害として報告された文献例 47 名について検討した．これは，最も一般的なカテゴリー特異性障害である生物(動物と植物)カテゴリーに障害を示した患者の原因疾患と病変部位について，出力に関係した障害と明らかに意味性による障害を対比する検討であった．しかし出力障害の症例において，軽度の意味障害の可能性を除外するのは困難であることを注意する必要がある(Capitani et al., 2003 参照)．生物にカテゴリー特異性障害を示した 8 名の患者のうち，出力障害があると分類された患者の疾患は，だいたいが CVA でより限局した左半球病変があり，それは側頭葉下部-後頭葉構造に影響した．明らかに生物に意味障害が認められた患者は，両側損傷で側頭葉の前方部が冒される傾向がある疾患，すなわち単純ヘルペス脳炎，頭部外傷，意味痴呆が原因疾患であった．

　より詳細な神経解剖学的情報が利用可能であった症例の分析により，生物カテゴリーの障害は，側頭葉外側後部ではなく側頭葉前-内側部と下部の損傷と関係していることがわかってきた．損傷は両側でみられたが，左半球でより著明であった．さらに，植物に限定した呼称障害を示し，より詳細な損傷の局在に関する情報がある 3 症例で，病変部位との相関が検討された．3 症例はすべて CVA の患者で，左側頭葉-後頭葉の下-内側部病変がみられた．動物の意味障害と関係した部位は，植物の呼称に障害を示した場合に比べ，より両側の損傷のようにみえた．意味障害によるカテゴリー特異性障害を動物で示した患者で，詳細な神経解剖学的情報が利用可能だったのは 2 名だけだった．両症例とも単純ヘルペス脳炎の患者で，両側側頭葉に広範な損傷があり，側頭皮質の後外側部と側頭-後頭葉領域だけが損傷を免れていた．意味障害により人工物カテゴリーに特異な障害を示した症例 6 名は，中大脳動脈領域の大きな梗塞で，左半球の前頭-側頭-頭頂葉領域の損傷であった．出力に

関連する問題から人工物に特異な呼称障害を示した症例3名は左半球に病変があり,そのうち2例は側頭葉前部領域に,他の1例は中側頭回,海馬,頭頂葉下部に病変があった.

これまで検討してきた病巣研究は,特に左側頭葉での意味カテゴリーの知識と呼称に関する神経分化 neural differentiation の傾向を示している.Damasio ら(1996, 2004)による2つの大規模研究で最も一貫した結果は,有名人の人名呼称の障害では左側頭極の病変がクラスターをなしているようにみえる.動物の呼称障害に関する2004年の研究は,左側頭葉下部の単一のクラスターの代わりに,3つの病変部位を示唆しており,1つは左前頭葉下部の弁蓋部である.同じ左前頭葉下部病変は道具の呼称にも関係していた.1996年の研究では使われなかった果物と野菜,楽器という意味カテゴリーは,2つのクラスターの組み合わせである左側頭葉と左前頭葉の病変に関係していた.Gainotti(2000)による文献例のデータベースは,Damasio ら(2004)の結果と直接比較はできないが,両研究とも意味障害による生物のカテゴリー特異性障害は両側損傷と関係し,人工物/道具のカテゴリー特異性障害は,左半球損傷に関係することを示唆している.この結果は,左半球の前側頭葉刺激は動物よりも道具についてより重度の失名辞を誘発したという,最近の皮質刺激研究(Ilmberger, Rau, Noachtar, Arnold & Winkler, 2002)からも支持される.出力の問題におそらく関係する植物の呼称だけに限定したカテゴリー特異性障害について,Gainotti(2000)の研究は3症例に基づく報告にすぎないが,その結果は,Damasio ら(2004)の研究で最も重複した側頭葉の病巣よりも側頭-後頭葉のより後部の病変部位との関係を示唆した.研究によるこうした食い違いと,カテゴリー特異的知識と呼称障害を立証するのに使われた刺激や方法,基準が異なることを考慮すると,病変部位のデータに基づいて遠大な結論を描くことは慎重にすべきである.この結果の理論的示唆については,健常者におけるカテゴリー特異的処理過程の機能的画像研究の結果を検討した後に言及する.

品詞に特異的な障害

品詞に特異的な検索障害における病巣局在の分析は,早い時期から

研究が始められ，失名辞失語における名詞の産出と理解の選択的障害（典型的には左後方部損傷）と失文法を示す失語症における動詞の産出と理解の選択的障害（典型的には左前方部損傷）が指摘された（Goodglass, Klein, Carey, & Jones, 1966; McCarthy & Warrington, 1985; Miceli et al., 1984; Zingeser & Berndt, 1990）. DamasioとTranel（1993）は，左半球に限局損傷のある患者3名の行為，物品，なじみのある顔についての呼称結果を報告した．これらの患者の病巣は古典的言語領域外で，臨床的には失語症ではなかった．1名の患者は広範囲な両側損傷があり概念的機能障害が認められたが，他の患者2名は単語検索障害に限定されていた．左側頭葉前部／中部に損傷があった2名の患者は，固有名詞と物品について呼称障害を示したが，行為の呼称は保たれていた．左前頭葉に損傷があった3番目の患者は，これとまったく反対の呼称障害パターンを示した．呼称と書称の両方で，類似のパターンが一定して現れたと報告された．Danieleら（1994）は，進行性の言語機能障害で，左半球に限局した萎縮があった患者3名においても同様に，名詞と動詞の処理過程における二重乖離がみられたと報告した．左前頭葉萎縮の患者2名は，動詞の呼称と理解に障害を示したが，左側頭葉萎縮の患者1名は，名詞の呼称と理解に障害を示した．名詞に特異な検索障害は左側頭葉中部／下部の病変と（単独ではないが）強く関係しているようにみえるが，左前頭葉以外の病巣で動詞の検索障害を示した患者もいる．BaxterとWarrington（1985），Miceli, Silveri, NocentiniとCaramazza（1988）の2つの研究は，左側頭葉損傷で，動詞に特異的な検索障害を示した患者を報告した．動詞に特異的な障害において左半球の病変部位が一定していないことは，この障害の基礎にいくつかのメカニズムを想定することで，おそらく説明できるだろう．前方部病変でみられる動詞産出の障害は，統語障害に関連していると考えられ，一方，後方部病変でみられる動詞の障害は，音韻−形態素の障害に関係していると考えられる（Silveri, Perri, & Cappa, 2003）．

有名人の顔の呼称障害は，左側頭極病変に集中しているという実験結果がかなりあることは，前述のとおりである（Damasio et al., 1996, 2004）．しかし，固有名詞の検索障害に関係した脳の限局病変は，左

側頭極の損傷だけに限定されない．固有名詞(人名)の検索障害を示した CVA による左半球損傷患者で，側頭葉の他の領域(中側頭葉後部：McKenna & Warrington, 1980; 側頭葉内側：Verstichtel, Cohen, & Crochet, 1996)や頭頂葉(Semenza & Zettin, 1988)，後頭葉(Semenza, Mondini, & Zettin, 1995 で引用された Miozzo & Cappa)，そして視床(Cohen, Bolgert, Timsit & Cherman, 1994; Lucchelli & De Renzi, 1992)に病変のある症例が報告されている．

●右半球と単語検索●

言語に関する限り右半球は非支配的であると，伝統的に考えられてきた．しかし，分離脳の研究と，その後の健常者と右半球損傷患者を対象にした実験は，右半球の言語能力についての重要な知見をもたらした．こうした研究は，右半球が意味処理能力を示すこと，そして左半球の媒介なしには口頭表出できないが，具象的でありふれた単語に限定した語彙能力を示すことを示唆している(レビューとして，Baynes, 1990; Chiarello, 1991; Zaidel, 1998 参照)．右利き右半球損傷で，ほぼ純粋な失名辞を呈する失語症を示した症例がある(Ferro et al., 1991; Hadar et al., 1991; Larrabee et al., 1991)が，こうした症例は"変則的な"言語優位性 language dominance を反映していると解釈されている(交叉性失語 crossed aphasia の最近のレビューとしては，Coppens, Hungerford, Yamaguchi, & Yamadori, 2002 を参照のこと)．Bergego, Deloche, Pradat-Diehl, Robineau と Lauriot-Prevost(1993)による，タキストスコープ(瞬間露出器)を用いた呼称研究は，右半球損傷患者の誤りは，視覚性(視覚－意味性あるいは純粋に視覚性)が優勢で意味性の誤りは欠落していることを示唆した．このパターンは，言語に関係するメカニズムの関与というよりも，知覚的な問題に基づく呼称障害を示唆する．先に検討した病巣研究は，生物カテゴリーに特異な障害は，両側の側頭葉病変と相関することを示したが，それは右半球が動物と植物の認知に寄与していることを示唆している．

Rapcsak らの症例研究(Rapcsak, Comer, & Rubens, 1993; Rapcsak, Kaszniak, & Rubens, 1989)は，右半球が表情に関する呼称に独特の寄

与をしている可能性を示唆した．彼らは，右側頭葉損傷患者で言語機能，視空間機能，なじみのある顔の認知は無傷であったにもかかわらず，表情認知とその呼称に選択的な視覚-言語の乖離を示した患者2名を報告した．この結果は，右シルヴィウス裂周囲の損傷後，表情の感情的内容の処理過程に特異な困難を示した患者を報告した研究（Adolphs, Damasio, Tranel, Cooper, & Damasio, 2000）と一致している．

○呼称障害における皮質下領域の関与○

皮質下の神経核の言語機能に対する寄与は，議論のある問題である．大脳基底核を含む左半球の皮質下病変（線条体-内包・外包損傷）は，失語症候群と関連づけて考えられてきた．しかし，皮質機能に対する離断と，ことによると直接的および間接的効果をもたらす可能性がある白質病変に関連した症候学的変動性の大きさは，こうした結果の解釈を複雑にしている．利用可能な知見を検討したNadeauとCrosson（1997, p.387）は，"大脳基底核は言語機能にはほとんど関与しない"，そしてこうした患者で報告されたきわめて非定型の失語症状は，付随する左半球皮質の過剰な融合（たとえば，Hillis et al., 2002b 参照），脳画像では検出できない構造的な損傷と視床の離断あるいは，いずれか一方を反映していると結論した．

左視床損傷による失語症については，皮質機能を調節するために重要である皮質-視床-皮質のネットワークの分断による，言語過程における皮質下の真の関与を反映していると，NadeauとCrosson（1997）は主張している．彼らは，視床枕核と視床後外側核は，側頭葉と頭頂葉に投射しているため特に重要であると指摘している．左視床損傷による症状は，大脳基底核の病変によるものよりも一貫しているようにみえる．すなわち，意味性錯語を伴う流暢性発話，呼称障害，そして時々理解障害が生じるのである．Raymer, Moberg, Crosson, NadeauとGonzalez-Rothi（1997b）は，視床梗塞により失名辞失語の臨床パターンを示した患者2名について検討した．これらの患者の失名辞は，理解課題が良好であったため出力タイプであるように思われた．呼称と書称の両方が低下し，意味-視覚性の誤りと意味性の誤りが最も一般的に現れる誤反応であっ

た．高頻度語の呼称がより良好となる，強い頻度効果がみられた．なぜ，左視床の損傷がこの種の失名辞を引き起こすのだろうか．Raymerら(1997b)が考えた一つの可能性は，視床−皮質結合の分断が，皮質ネットワークによって支えられている語彙−意味表象を低下させるというものである．これらの表象は，語と絵のマッチング課題のような理解課題を処理するには十分な程度に明確であるが，競合している密接に関連した語彙項目から単一の目標語を選択しなければならない呼称では誤りが多くなる．つまり左視床の特定の核は，意味と語彙知識に関与する皮質ネットワークを選択的に喚起するのに重要であるとみられる．

　もし，呼称が解剖学的に離れた場所の密接に関連した活動に基づくと仮定するならば，こうした領域を結ぶ長い軸索の結合が無傷であることも，呼称には重要になる．動物において皮質間の結合は，放射線写真法 autoradiographic techniques により同定できるが，MRI に基づく拡散テンソル画像法(白質の軸索における水分子の限定された運動を利用して，白質神経路を視覚化できる技術)の最近の発展まで，人間からのデータは，死後解剖あるいは，より一般的には白質病変についての通常の CT／MRI 画像によるものであった．初期の構造的画像研究(Naeser, Palumbo, Helm-Estabrooks, Stiassny-Eder, & Albert, 1989)は，白質病変の部位と広がりが失語症患者の症状と回復にとって重要であると示唆したが，線維束の直接的な同定には至らなかった．

　Duffau ら(2002)は，脳腫瘍の患者の手術中に左皮質下の言語回路を刺激し，梁下束 subcallosal fasciculus と呼ばれる白質領域の刺激が，失名辞と自発話の減少を引き起こすことを示した．この線維束の中間部分は，発話の開始に関係した補足運動野と帯状回を，尾状核に結びつけている．この領域は，より大きな前頭葉−線条体−視床−前頭葉フィードバック回路の一部で，それは高次の脳機能に重要である．他の皮質下領域では口部の感覚運動領域の下部より下にある脳室周囲の白質 periventricular white matter に対する刺激が，構音障害あるいは発話の喪失さえ引き起こした．これは，構音運動に重要である顔面支配の運動野の遠心性(皮質脊髄性)の結合と，ことによると求心性の結合までもが損傷したことによって引き起こされたものであることは明白である．3番

目に刺激された線維束である**弓状束** *arcuate fasciculus* は，伝統的に伝導失語の原因だと指摘されてきた．それは，側頭葉（下-外側部，内側部，後-上部）と頭頂葉を，島周囲の外包を中継して前頭葉に結びつける，古典的な言語野の後方部と前方部を結合する主要な回路である．弓状束のさまざまな箇所への刺激は，一過性に言語表出の抑制をもたらす．脳腫瘍の患者を対象とした Duffau ら（2002）の研究の性質上，ここに列挙した抑制効果は，部分的には他の回路の損傷も反映しているかもしれない．それらは，皮質および辺縁系と広範囲な結合をもつ，発話出力のプランニングに関係している島の回路（Dronkers, 1996）と，眼窩前頭皮質と上側頭葉を結びつける鉤状束が含まれる．最近では，弓状束が陳述発話 propositional speech[14] のための神経回路の一部であるだろうという説も出されている（Blank, Scott, Murphy, Warburton, & Wise, 2002）．

●病巣研究の要約●

これまで引用してきた病巣研究は，単語産出は，古典的なシルヴィウス裂周囲の言語領域の外側に広がり，皮質-視床-皮質の結合を包含する左半球の広範囲に及ぶネットワークを必要とすることを示唆した．このネットワーク内で失名辞に最も敏感な領域は，左側頭葉である．したがって，それは単語産出ネットワークで中核的役割を果たしているに違いないが，その寄与は失名辞がほとんど物品を使用した視覚的提示による呼称により評価されているため，実際より過大に見積もられているかもしれない．物体認知に必須の腹側路の流れは，視覚野から下側頭葉領域に走っている．側頭葉の異なる領域は，呼称の主要な処理過程段階——意味処理過程，語形検索，音素組み立て——すべてに関係している．物体認知には両側側頭葉の寄与が，物体のカテゴリーにより多かれ（例：生物）少なかれ（例：道具）必要である．左側頭葉の前方部は，一方では一般的な意

---

[14] この用語は，英国の神経学者 Hughings Jackson が，言語について意図を表す言葉（intellectual language）と感情を表す言葉（emotional language）に分けて考え，失語症患者において後者は比較的保たれるが，前者が障害され内容（命題 proposition）を表現する言葉の使用が困難になるという文脈で，propositional usage という表現を用いたのに由来する．山鳥重（1985）『神経心理学入門』は，これを陳述的用法（p.3）と呼んでおり，propositional speech を本書では陳述発話と訳出した．

味処理過程(意味痴呆の知見による)と，他方では固有名詞検索への関与が示唆されてきた．左側頭葉中-下部は，意味から語形へのアクセスに関係し，左側頭葉上-後部(ウェルニッケ野)は，音素組み立てへのアクセスに関係しているとされてきた．失名辞に関係する他の主要な部位は，左運動前野と左前頭前野とともに，動詞検索に加えて音素組み立てが示唆されてきた左頭頂葉下部である．最後に，運動-構音の皮質ネットワーク前方部は，ブローカ野と運動前野の下部，そしておそらく島も含むと示唆されてきた．こうした皮質領域の他に，いくつかの白質路の無傷性が呼称という行為に重要である．それらは，前頭と側頭-頭頂の皮質領域と結合している線維束で，認知-運動の前頭葉-線条体-視床回路を形成し，発声器官と関係している脳幹核との遠心性の結合によって構音の指令を出している．

　この概略的要約は，症状と病巣の最も一般的な対応に基づいている．この観点から，特に呼称に関連した障害と左半球の限定された解剖学的領域に関して，1対1対応が患者でみられるわけではないことは明白である．むしろ，こうした病巣と障害の結びつきは，統計学的可能性やクラスターを表している．これは，損傷された脳というきわめて複雑な生物学的システムを論じたため当然といえる．皮質に対する刺激研究で示唆されたように，呼称に関係した機能的脳編成における個人差は，相当あるかもしれない．

健常者における単語産出の機能的脳画像研究

　近年，機能的脳画像の方法は，脳と行動の関係についての研究にとって新しい可能性を開いた．重要なことは，これらの方法が無傷の脳の機能を検討できるようにしたことである．こうした測定によって，被験者がある認知課題を行っている間，脳内の物理的変化を辿ることが可能となった．呼称時に測定されてきた物理的変化には，皮質の血流，代謝指標，脳の電磁気的反応がある．こうした技術によって作られた色彩豊かな"心のイメージ"は非常に際立ったものであるが，得られたデータは相関的な性質をもっていることを銘記すべきである．さらに，どんな実験

的アプローチに関しても，認知処理過程の間に得られた一連の機能的脳画像の結果を解釈するには技術的かつ実験的限界がある(詳しい紹介は，Frackowiak et al., 2003 参照)．

こうした限界はあるものの fMRI，PET，MEG は，単語産出に関与する脳部位についての情報を私たちに提供してくれるし，MEG は健常成人が単語を産出する短い瞬間における活性化パターンの展開さえ提供することができる．これは，固有の限界をもつ伝統的な病巣研究アプローチに，重要な手法が新たに加わったことになる．病巣は，自然界における実験であり，機能的神経解剖学的境界というよりも生理学的なものに従う．その行動上の結果は，患者がどのような代償的メカニズムを使うかによっても変化する．私たちが発見しようとしているものは，病巣における収束点と，単語産出に必要な主な構成要素の神経基質を同定することができる機能的脳画像データである．この知識は，他のどんなものより呼称と失名辞の認知モデルを規定するのに役立つかもしれない．

最も一般的に使われている 2 つの技術，PET と fMRI による脳活動の測定は，正常な脳が代謝の必要性に応じて血流を自動調節するという事実に基づいている．この必要性は，線画呼称のような課題にかかわる脳部位の神経活動に依存する．PET による測定では，脳内の課題施行に関連した局所血流/代謝の変化を同定するために，放射性トレーサー(追跡子)が注入される．fMRI での信号は，脳組織の酸素処理に基づいている．それは，局所の血管系への血流，つまり間接的に局所的な神経活動を反映している．両方法において"局所的"活動は，何千万ものシナプスの集団を代表していることに注意する必要がある．一方 MEG は，脳内で神経活動の同調によって形成された非常に弱い磁場を測定している．信号を引き起こしている主要な電流は，MEG と EEG で同じであるが，EEG と比較して MEG はミリ秒(msec)単位のすばらしい時間解像度があるだけでなく，磁場の局在をみるための良好な空間解像度を提供する．

最近 Indefrey と Levelt(2004)は，線画呼称，語列挙，単語音読，同音擬似語音読の実験を含む単語産出についての 82 の研究を統合的に比較検討した結果(メタ分析)を報告している．圧倒的多数は PET，fMRI

とMEGによる研究であったが，いくつかの皮質刺激による研究や1つの病巣研究(Damasio et al., 1996, 前述参照)も入っていた．IndefreyとLeveltは，Leveltの音声単語産出モデル(1999, 第1章参照)を使って，単語産出のどの段階が種々の産出研究で使われた課題間で共有されるか，あるいは共有されないかについて予測した．さらに彼らは，概念的な準備，語彙選択，語形検索，音節化，音素符号化，構音に加えてセルフ・モニタリングのための確実な神経系の相互関係を同定しようとした．

　概念的に導かれた**語彙選択**は，線画呼称と語列挙によって共有され，(正常な音読では意味が確かに関与するが)知覚的に導かれた単語音読によっては共有されないと仮定された．この論理に従うと，メタ分析は2つの概念的に導かれた課題によって共有された一貫して活性化した唯一の場所を示唆した．それは，左中側頭回の中央部であった．IndefreyとLevelt(2004)は，概念的処理は意味カテゴリーにより広範囲の異なった領域で起こるかもしれないので，これを概念的準備というよりもレンマlemma選択の神経基質であると解釈した．

　語形検索は，線画呼称，語列挙，単語音読によって共有されるが，同音擬似語音読によっては共有されないはずである．最初の3課題だけに共通して活性化されたことが確かめられた領域は，左上側頭回と中側頭回(ウェルニッケ野)の後部，右補足運動野と左島前部であった．IndefreyとLevelt(2004)は，右補足運動野と左島前部の活性化は，語形検索というよりも構音のプランニングに関係しているかもしれないと推測した．

　音節化(先に用いた用語「音素組み立て」に含まれた)は，音声言語表出課題すべてによって共有されている．IndefreyとLevelt(2004)は，この処理段階は抽象的な分節的表象を処理するために，その神経基質は，「顕在的な単語産出」対「潜在的単語産出」に敏感ではないと仮定した．4つの単語産出課題(線画呼称，語列挙，単語音読，同音擬似語音読＊訳者注)に共通であり，かつ顕在的/潜在的相違に敏感でない唯一の領域は，左下前頭回後部でブローカ野に対応していた．彼らの初期のメタ分析では，音節化の処理過程と左上側頭回中央部も関連していた(Indefrey &

Levelt, 2000)が，これは顕在的/潜在的な産出の相違に対して鋭敏であるために，現在は関連性が低いと考えられている．しかし音節化の段階が，音声符号化と構音の必要に対してまったく反応しないのかという疑問が生じる．潜在的産出に比べ顕在的産出で少なくとも倍の頻度で，すべての単語産出課題にわたり一貫して活性化した場所は，左中心前回腹側部，左紡錘回後部，左視床と右小脳内側部であった．

　いくつかの理由で，**音素符号化**と**構音**は，機能的脳画像法の結果から同定することが最も難しい処理段階であると考えられた．つまり，それは潜在的単語産出で起こりうるし，顕在的反応はセルフ・モニタリングのために使われる可能性がある．さらにデータベースにおいて，「顕在的産出」対「潜在的産出」は，課題タイプによって均等には割り当てられなかった．にもかかわらずIndefreyとLevelt(2004)は，すべての課題を通して潜在的産出よりも顕在的産出で少なくとも倍の頻度で活性化した領域を探索した．そして，単語知覚研究(おそらくセルフ・モニタリングを反映する)で確実には活性化されなかった領域も分析した．こうした基準により，全部で17の脳部位が検出された．これらの領域のほとんどは，運動機能に関係していることが知られている．すなわち，両半球の腹側の感覚運動野，右背側の運動野，右補足運動野，左と右の小脳，両側の視床，右間脳であった．

　セルフ・モニタリングについて，IndefreyとLevelt(2004)は彼らが分析したデータベースはセルフ・モニタリングの外的回路(自身の声からの聴覚的入力)の局在だけを示唆するもので，音節化の最後の結果を入力として使う内的回路については示唆しないと指摘した．しかし彼らは，これら2つの回路の神経基質は，かなりの程度重複しているかもしれないと仮定した．外的回路を同定するためにIndefreyとLevelt(2004)は，単語を聞いているときに一貫して活性化し，そして潜在的産出課題よりも顕在的産出課題でより強く活性化する脳領域を探索した．この分析により，それが右腹側部を除く両側上側頭回であることが明らかとなった．

　単語産出の主要な段階に対応する神経解剖学的部位を探索するほかに，IndefreyとLevelt(2004)は，反応時間と再現された電位の検討に

基づいて，これらの各段階の時間枠を考えた．認知的活性化研究で，皮質マントル上に時間と空間の優れた解像度を同時に提供できる機能的脳画像法は，MEGだけである．しかし，なじみのある絵を用いて行われた呼称に関するMEG研究で出版されたものは，わずかである(Levelt, Praamstra, Meyer, Helenius, & Salmelin, 1998; Maess, Friederici, Damian, Meyer, & Levelt, 2002; Salmelin, Hari, Lounasmaa, & Sams, 1994; Sörös, Cornelissen, Laine, & Salmelin, 2003)．同じ研究室によるこうした研究のうち，単一の絵を呼称する間の皮質の活性化パターンを同定する方法が類似している3つの研究(Salmelin et al., 1994; Levelt et al., 1998; Sörös et al., 2003)を簡単に検討しよう．IndefreyとLevelt(2004)によって用意された図式に，その結果を関係づけようと試みることは興味深いことであろう．実際これらのMEG研究のうち，最初の2つは，IndefreyとLevelt(2004)のデータベースに含まれている．

線画呼称に関する3つのMEG研究は，全体としては，初期に後頭葉から始まり，側頭葉と頭頂葉，そして運動野まで広がる活性化の主な(しかし単独ではない)フィードフォワードの波を示唆した．絵が提示されてから最初の150〜200 msec間，両側後頭葉の活性化が認められた．これは，初期の視覚的処理過程とパターン認識に相当する．

200〜400 msecの時間枠でみると，活性化パターンは対象者と分析方法により変動する．Salmelinら(1994)の研究では，6名の被験者の半数は，両側側頭-頭頂葉連結部の皮質周辺の活性化を示したが，残りの半数は聴覚野に近い両側側頭葉で活性化がみられた．Sörösら(2003)も，主に両半球のシルヴィウス裂後部の活性化を観察した．一方Leveltら(1998)は，彼らの被験者において概して音読までの反応時間がより短いことを観察し，150〜275 msecと275〜400 msecの時間枠に分けた．初めの時間枠で，8名のうち7名の被験者で上側頭溝の後端に沿った右頭頂葉に強い活性化のクラスターを観察した．後の時間枠では，8名のうち6名の被験者で，左上側頭回の後部3分の1と，ウェルニッケ野に対応する側頭-頭頂葉連結部近くに明らかな活性化のクラスターが観察された．異なる分析方法を用い，物品呼称における意味的干渉効果に焦点を当てたMaessら(2002)によるMEG研究は，このインターフェ

イスの神経物理学的指標が，150〜225 msec の時間枠で左側頭葉の部位で観察されたと報告した．こうしたデータのなかでは Maess ら(2002)の結果が，Indefrey と Levelt(2004)の図式におけるレンマ lemma 選択に最もよく合致する．なぜなら，それは絵の提示後 250 msec までに起こり，左中側頭回の中間部が関与すると仮定されているからである．他の MEG 研究は，左中側頭回で活性化の強いクラスターを示さなかった．Levelt ら(1998)は，語形検索はウェルニッケ野の活動に関連し，それは刺激提示後 300〜350 msec で生じるという仮説と一致して，この部位と時間枠に対応した明確な活性化のクラスター源を観察した．Salmelin ら(1994)の研究でも被験者の半数は，時空間的に類似したクラスター源を示したが，Sörös ら(2003)の研究では 10 名の被験者のうち 2 名だけが，この時間枠で左上側頭回後部のクラスター源を示した．

　Salmelin ら(1994)の研究では，最後の 400〜600 msec の時間枠で，運動皮質，ブローカ野と，その右半球の相同部位といった両側のより前方部の活性化が認められた．Levelt ら(1998)の研究の最後の時間枠では，感覚-運動皮質に加えて頭頂葉と側頭葉に散在した活性化がみられた．また Sörös ら(2003)は，左後頭葉のクラスターと同様に，両側の前頭-側頭-頭頂葉に散在したクラスター源を観察した．Indefrey と Levelt(2004)の図式では，この時間枠はブローカ野に関係する音節化に加えて，運動野に関係する音素符号化と構音に関連づけられている．MEG による 3 つの研究すべては，少なくともこれらの言語処理過程段階に合致する左下前頭部と感覚運動野において，いくつかのクラスター源を示したが，その活性化の場所の散らばりは大きかった．Sörös ら(2003)の研究では，語形検索後に後頭葉が活性化する結果が得られた．

　以上を考慮すると，MEG の計測を用いた呼称における活性化の時空間データは，Indefrey と Levelt(2004)の図式を部分的には支持したといえる．1 つの研究内でも研究間でも大きなばらつきがあるのは，先に検討した呼称を用いた手術中の皮質刺激研究でも明らかである個人差に加えて，実験デザイン，刺激材料やサンプル数が少ないことによる相違に関係しているのかもしれない．

　Indefrey と Levelt(2004)の論文は語彙-意味検索の次の単語産出過程

に焦点を当てたものなので，より初期の処理過程段落を伴う線画呼称に関する機能的脳画像の結果について簡単に論評すべきであろう．絵の呼称と物体認知に関する9つのPET研究を比較検討したMurtha, Chertkow, BeauregardとEvans(1999)は，これらの課題で最も一貫して活性化した脳構造の部位は，両側後頭葉の上中部と左紡錘回/下側頭-後頭回であったと指摘した．これは，物体認知に関与する腹側路の機能的神経解剖学とよく合致している(たとえば，Ungerleider & Haxby, 1994)．左紡錘回と意味処理過程を結びつける研究者(たとえば，Simons, Koutstaal, Prince, Wagner, & Schacter, 2003)もいるが，それは課題に依存した二次的な"意味→知覚のトップダウン"による意味効果を反映するにすぎない高次の視知覚処理過程に関係しているとみる立場もある(Whatmough, Chertkow, Murtha, & Hanratty, 2002)．「意味処理以前の過程」対「意味処理過程」に関して，こうした領域の機能的役割を同定することが困難なのは，視覚的物体認知の理論が具体的な明確さに欠けるためでもある(Murtha et al., 1999)．

●健常者の脳活性化におけるカテゴリー特異的な意味性効果●

神経疾患患者で観察されたカテゴリー特異性障害に触発されて，さまざまな産出課題(例：呼称，語列挙)でのカテゴリー特異的過程に焦点を当てた健常者における機能的神経画像研究が，ここ10年ほど増加してきた．病巣研究と連動してDamasioら(2004)は，有名人の顔(人名)，動物と道具のカテゴリーに対する健常者の呼称におけるPETの活性化データの結果に関する要約を報告した．彼らの呼称に関する初期のPET研究(Damasio et al., 1996)は，側頭葉における検索容量に関してこれらのカテゴリーに対して重複しているが分離可能な側頭葉の部位が活性化されることを示唆した．個々のカテゴリーごとに分離可能な最大限の活性化は，有名人の顔では左側頭極腹外側部，道具と動物では左下側頭葉後部にみられ，動物より道具において後外側部がより活性化した．こうした部位は，彼らによる1996年の病巣研究の結果とかなりよく一致した．Damasioら(2004)が行った累積的な脳全体のレベルの分析は，こうした側頭葉の活性化以外にカテゴリー特異的な活性化が，有名人の

顔で両側前頭葉に，動物で両側後頭葉に，道具で右縁上回にみられることを示した．

カテゴリー特異的意味処理過程に関するPETとfMRIを用いた他の研究では，一定の結果は出ていない．この理由としては，ベース・ライン測定（たとえば，Damasioら，2004は，なじみのない顔を上下正しくあるいは逆さまに置くという，非常に珍しいベース・ライン課題を採用した），実験課題，刺激の統制（例：刺激の視覚的複雑性，親密度，心像性），被験者グループ，分析方法（適切な研究の一部で使われたより厳密な統計学的基準は，見せかけの活性化を示す傾向がある）における相違が考えられる．一定せず一部否定的な結果を根拠に，カテゴリー特異的な脳組織の局在についての証拠はないと結論する研究者たちもいる．その一方で，概念−意味課題は全体として，中側頭回と下側頭回に加えて側頭極を含む左半球のネットワークを活性化することは，概念知識が分散して組織されていることを示唆するとみる研究者もいる（Tyler & Moss, 2001）．このほか，物体のカテゴリーは意味特徴空間に分散して表象されているが，脳内には一貫したカテゴリー特異的な活性化パターンがあると主張する論文もある．たとえばMartinとChao(2001)によれば，線画呼称や絵と単語のマッチングなどさまざまな意味課題において，生物（動物，顔）と人工物は側頭−頭頂皮質の腹側の部分的に異なる領域を活性化する．特に，生物は紡錘回のより外側部を，人工物は紡錘回のより内側部を活性化する．MartinとChao(2001)は，これらの活性化を物体の形態に関係づけた．また彼らは，処理条件において独特の存在である顔の認知に側頭葉の最前方部が寄与している（Damasio et al., 1996）ことを踏まえて，処理過程の観点から後方から前方の側頭葉軸が，物体認知過程でますます特化し，より大きな役割をもっているという仮説を考えた．物体に関係した動きや道具使用に関係した運動パターンといった他のタイプの特徴は，側頭葉の外側後部（BA19とBA37の境界域に位置する，動作の知覚野である中側頭葉V5野のちょうど前方部）と左運動前野の腹側部（BA6）の活性化とそれぞれ関連しているかもしれない（Johnson-Frey, 2004; Martin & Chao, 2001）．

要約すると，健常者におけるカテゴリー特異的な脳の活性化は，研究

を通して再現することは困難であった．さらに，これらの研究のほとんどは口頭表出課題を使ったので，その活性化がどの程度，語彙性に対しての意味性のものであったか明らかではない(Thompson-Schill, 2003)．

●健常者の脳活性化における品詞に特異的な効果●

カテゴリー特異性に関して，健常者の「名詞」対「動詞」の処理過程における神経画像研究では，矛盾する結果が得られている．いくつかの研究は，動詞に関して特定部位の活性化を示唆していた．たとえば Perani ら(1999)は，イタリア語の動詞と名詞を用いた語彙性判断課題を使い，動詞で左前頭葉下部の活性化が増加したと報告している．しかし他の研究では，名詞と動詞による脳の活性化が相違する結果は得られなかった．こうした研究は，「動詞」対「名詞」の語列挙(Warburton et al., 1996)，語彙性判断と意味カテゴリー分類(Tyler, Russell, Fadili, & Moss, 2001)，「行為」対「物品」の視覚的呼称(Sörös et al., 2003)など多様な方法を用いている．最近 Tyler, Bright, Fletcher と Stamatakis(2004)は，脳の活性化における「動詞」対「名詞」の効果は，語尾変化の形態論に関係している可能性があると指摘した．彼らの fMRI 研究では，被験者が規則的に語尾変化した動詞と名詞 3 組の意味性判断をした．どちらの単語タイプでも左前頭−側頭葉の活性化が増加したが，動詞課題では左前頭葉下部(BA44, BA45, BA47)が明らかにより強い活性化を示した．Tyler ら(2004)は，この効果を動詞と名詞の間の語彙−意味的表象における相違というよりも，語尾変化した動詞の形態−統語的側面のせいであると解釈した．ただし，動詞と名詞の相違を報告している Perani ら(1999)の研究は，独立語の語形 free-standing word form がいつも語尾変化しているイタリア語を用いたものであることに留意する必要がある．

固有名詞の処理過程に関して，左側頭極以外のいくつかの病変部位の報告もされてきたことに言及したが，病巣データは左側頭極損傷と固有名詞の障害の相関を示唆している．健常者における機能的脳画像法の結果でも，意味的に有利ななじみのある顔の処理課題で活性化した部位は，いくぶん変動した．たとえば，両側の側頭葉腹内側部と側頭極の活性化(Sergent, Ohta, & MacDonald, 1992)，左海馬と両側頭頂葉下部の活性

化(Kapur, Friston, Young, Frith, & Frackowiak, 1995), 両側側頭極の活性化(Damasio et al., 1996)が報告されている. 最近の論文で Haxby, Hoffman と Gobbini(2000)は, 人間の顔の知覚についての解剖学的かつ機能的な分散モデルを発表した. そこでは, 側頭葉前部が個人の同定と名前, そして伝記的な情報に関係すると仮定された. さらに, 人の名前の検索と左側頭極の活動との相関について fMRI による検証結果もある(Tsukiura et al., 2002). 最後に, Gorno-Tempini と Price(2001)は, 有名人の顔と有名な建物の両方の同定において, 左中側頭回の前部に同等の活性化が認められたと報告した. これは, 左側頭葉前部がなじみのある顔というカテゴリーにとどまらず, 意味的に独特な項目に反応することを示唆している.

●失名辞患者における機能的脳画像●

機能的脳画像法の非常に興味深い適用に, 失名辞患者が単語産出課題を行っている間のスキャンがある. これは, 患者における構造的かつ機能的脳の変化が, その機能的脳画像結果の分析を難しくしているため, まだ研究の少ない分野である. 病変の情報が, 単語検索が成功するために必要な脳部位を示すのに役立つのに対し, 機能的脳画像法は, 損傷された脳が非常に難しくなった課題を, どのように遂行しようとするのか, そのやり方を明らかにできる. 原則として, 失名辞患者において残存する呼称能力に関して可能性のある神経基質には, 損傷された領域が担っていた能力を部分的に共有するかもしれない病変に最も近い周囲, 損傷されていない右半球の同等部位(言語産出メカニズムの左半球への側性化のため可能性は低い), そして病変領域と連結している皮質下システムが含まれる.

Cao, Vikingstad, George, Johnson と Welch(1999)は, 横断的デザイン cross-sectional design による fMRI を用いた研究で, 物品呼称と動詞産出の神経的な相関を, 失語症が回復した発症5か月後の左半球損傷患者7名を対象に実験した. 失語症患者は2つの語彙課題で統制群と同じ総量の活性化を示した. しかし, 患者群は左半球で活性化の減少を, 右半球で活性化の増加を示したので, 活性化した容量は大脳半球に

より異なった．これは，失語症からの回復における半球間の相互作用として解釈された．左半球内では，病変部位から離れた前方部と後方部への活性化のシフトが観察された．さらに患者群では，健常者で普通活性化する左頭頂葉下部の活性化が，その部位が損傷されていないにもかかわらず認められなかった．これは，病変によって引き起こされる機能的乖離の可能性と関係した．多変量解析は，2つの半球にわたり分布した活性化の容量がより大きいほど，呼称成績がよくなることを示した．したがって，損傷された左半球の部分的復元と，右半球の代償的活性化におそらく基づくと思われる両半球の活性化パターンが，より良好な回復を示唆したといえる．

　Gorno-Tempini, Wenman, Price, Rudge と Cipolotti(2001)は，顕著な失名辞を呈した脳腫瘍の患者1名と統制群6名の脳活性化を PET で測定した．患者の構造的 MRI は，左前頭葉と左側頭後部-頭頂葉の囊胞性病変を明らかにした．PET の計測では，異同マッチング課題が使われ，刺激は顔と建物で有名なものと有名でないものが対になっていた．PET 施行に続く呼称テストにより，患者が有名なものを呼称することが非常に障害されていたにもかかわらず，ほとんどの項目について伝記的情報を独自に定義すること(例：マーガレット王女の写真→彼女はエリザベス女王の妹)は可能であったことが明らかになった．この患者の失名辞はおそらく意味処理後の過程で生じたと考えると，有名なものを刺激にして意味理解をみるマッチング課題で，健常者と同じように左側頭葉前部が活性化するかどうかを実験することは興味がもたれた．この領域が健常者と同じように活性化することは，この部位が有名なものの名前を検索するよりも，その意味処理過程に関係していることを示唆する．事実，有名なものをマッチングするとき，患者と健常者のいずれにおいても側頭葉前部が活性化された．

　さらに2つの脳活性化研究が，カテゴリー特異性呼称障害を示す単一症例を実験している．Sörös ら(2003)は，慢性期の失語症患者で，行為よりも物品の呼称でより重度な障害を示した JP における「行為」対「物品」の呼称のダイナミックスを研究した．この患者は，CVA による左側頭-頭頂葉後部の損傷があり，意味と音韻の構成要素にかかわる

中等度の失名辞を示した(Cornelissen, Laine, Tarkiainen, Järvensivu, Martin, & Salmelin, 2003). 統制群の 10 名は, 行為と物品の呼称両方で MEG における活性化の連鎖が類似し, 後頭葉から側頭-頭頂葉にかけての活性化と, さらにウェルニッケ野とブローカ野といった古典的言語領域を含まない左前頭葉での一貫した活性化を示した. JP でより保たれたカテゴリーである動詞の活性化の連鎖は, 左の病変周辺の角回で名詞よりも動詞に比較的強い活性化が認められたことと, 感覚運動野の活性化が欠如したことを除いて, 健常者と類似していた. 角回領域の活性化は, ブローカ野の活性化の次に起こった. 対照的に, 物品呼称における左角回の活性化は, ブローカ野と左上頭頂葉の強い同時活性化を伴い, 行為の呼称で活性化しなかった左中側頭回の活性化がそれに続いた. こうした結果は, JP における呼称に関係する皮質の活性化のダイナミクスが, 左後部の脳損傷後に呼称が困難になった項目について明らかに変化したことを示唆する. 活性化の連鎖における初期のブローカ野での活性化と, 後期の中側頭回での活性化の解釈は結論が出ていないが, 単語産出についての Indefrey と Levelt(2004)の神経認知モデルの観点では, それらは音素組み立てと語彙-意味的検索の処理過程における混乱あるいは代償を反映しているかもしれない.

　Grabowski ら(2003)は, 左側頭極と海馬の一部を切除されたてんかん患者 8 名を対象に, fMRI を用いて顔の提示による人名呼称に関連した脳の活性化研究を行った. 患者は失語症ではなかったが, なじみのある顔の認知は保たれていたにもかかわらず, 固有名詞の検索に問題があった. 健常者と比べて, 患者は両側側頭葉, 左前頭葉, 左帯状回という呼称に関連した脳部位の活性化で増加どころか減少を示した. Grabowski ら(2003)は, こうした減少は, 固有名詞検索を担っていた大きなスケールの神経ネットワークの機能的分断を示唆すると考えた. 患者において活性化が比較的増加した唯一の領域は, 後頭葉内側部だけで, 視覚処理過程が代償的に強められたと解釈された.

本章の要約

　本章は，呼称に関する古典的な神経学的見方を紹介することから始めた．Lichtheim の見解では，単語産出の概念入力は，古典的な言語領域以外の広範な皮質領域によって担われる．また初期の研究者たちは，概念から単語への経路とみなした複数のモダリティが収束する特別な区域を想定した．それは，Mills と McConnell(1895)によれば左側頭葉下部で，Geschwind(1965)によれば左頭頂葉下部である．その後単語産出は，単語の聴覚イメージ(ウェルニッケ野)と運動イメージ(ブローカ野)に対応している検索によって，中心前回の下部による運動の実行まで進められると考えられた．

　これらの構成要素の多くが，現在の呼称モデルにおいても登場することは興味深い．意味システムに関しては，病巣研究と機能的脳画像法による実験の両方が，主に脳の後部と，側頭-頭頂葉に加えて前，中，下側頭葉領域に位置する，古典的な言語領域以外の両半球のネットワークを示唆している．患者データと健常者における機能的脳画像研究は，意味と統語的知識の脳における分別化を示唆しているが，意味カテゴリーと特定の解剖学的領域との1対1対応は不明のままである．これは，(a)実験に使われた方法と被験者の違い，(b)多くの研究で心理言語学的要因が統制されていないこと(たとえば，動詞検索における心像性効果と形態統語的効果)，(c)高次の認知機能の大脳皮質組成における個人差，(d)脳内における情報の貯蔵と検索に関するダイナミックで分散された性質についての依然として乏しい理解のいずれか，またはすべてが理由といえるだろう．とはいえ，特定の意味カテゴリーに関して一貫した検証結果が累積しつつある．たとえば，病巣研究と機能的脳画像法による実験は両方とも，左側頭葉前部が，有名人の顔のような独特な意味項目の処理過程にとって"要注意の場所"であることを示唆している．

　意味から語彙への経路に関して，最近の研究成果は左中側頭皮質を示唆したが，研究の初期に提案された左下側頭と頭頂領域も，病巣研究と機能的画像研究の両方で非常に重要な場所であることが示された．いく

つかの病巣研究によると，左側頭葉の中-腹側内側部は，語彙的意味情報とそれに対応した語形を結びつけるのに重要であるだろう．ウェルニッケ野と近接する頭頂葉下部は，音素組み立ての後方ネットワークと関係し，単語出力のための準備は，ブローカ野，運動前野の下部，そしておそらく島に取り囲まれた運動-構音の前方ネットワークに続くと推定される．

第4章 失名辞の臨床的評価

　本章では，臨床に根ざした失名辞へのアプローチを述べる．喚語困難は，高齢者や神経疾患患者を診る医療機関において，ごく普通に遭遇するものである．鑑別診断における失名辞の意義を考えると，それは脳局在の観点からは特定の部位を示すものではないが，左半球の機能低下に敏感な徴候である．失名辞は日常生活やコミュニケーションにとって重要で，呼称障害の評価は神経行動学的評価の必須項目である．本章では，呼称障害を評価する際に考慮すべき重要な対象者の特性について指摘し，いくつかの一般的な神経疾患でみられる失名辞症状を要約する．そして，失名辞の臨床的評価のための診断方法を概説する．

呼称に影響する対象者の特性

年　齢

　「言いたい言葉が思い出せない」という問題は年齢とともに増大することが，経験的に広く知られている．高齢者の会話では，発話の一時的中断が増え，迂言，空語句 empty phrase や漠然とした言い方，そして先行詞のない代名詞の使用が多くなる．高齢者には神経疾患が生じやすいので，正常加齢による呼称能力の変化と，病理学的状態からくる呼称能力低下を区別することが重要である．基本的言語機能の多くは，敏速な反応が要求される非言語的課題や精神運動性課題 psychomotor task などよりも年齢による変化の影響を受けにくいが，健常高齢者で線画呼称の成績が低下することを示唆する研究がある．ただし，その低下は一貫していない．Goulet, Ska と Kahn(1994)は，呼称に対する年齢の影響を検討した 25 の研究のうち，若年群と高齢群の統計学的有意差を報告したのは 15 にすぎないと指摘している．さらに，これら 15 の研究のうち 2 つは，高齢群が若年群よりも呼称成績が良好という結果であっ

た．ただし1つを除き24の研究は，すべて横断的研究であったため，検出された加齢に伴う呼称能力の低下は，対象者の教育レベルや社会経済的レベルの相違といったコウホート効果 cohort effect と混同された可能性もある．しかしわずかに存在するコウホート効果 cohort effect を回避した縦断的研究 longitudinal study では，年齢が関係した線画呼称能力の低下を示唆している(たとえば，Au, Joung, Nicholas, Kass, Obler, & Albert, 1995; Connor, Spiro, Obler, & Albert, 2004)．さらに，高齢者を2年間追跡調査した最近の横断的研究は，年齢と線画呼称成績の関連性は，認知症の罹患率が高齢者で高くなることによっては説明できないことを示唆した(MacKay, Connor, & Storandt, 2005)．また呼称障害がいつ始まるかについては議論があり，70歳以降で急激な呼称能力の低下がみられると指摘する研究者もいれば(Nicholas, Barth, Obler, Au, & Albert, 1997)，年齢による呼称障害の始まりは個人差があることを強調する研究者もいる(Goulet et al., 1994)．

　概括すれば，多数の研究が平均して線画呼称成績は若年群よりも高齢群で悪くなることを示唆している．よって年齢に応じた適切な基準が利用できるならば，呼称能力の年齢基準を鑑別診断に用いるのは当然といえよう．呼称成績における個人差は(他の認知機能と同様に)，全般的能力の低下とともに加齢により大きくなる．年齢の影響による呼称能力低下には，おそらく複数の要因が関与していると思われる．加齢による生理学的変化は，脳の構造と機能だけでなく感覚-運動システムで起こる．認知レベルでは，実行機能 executive function がより損なわれる可能性があり，長期記憶からの自発的な検索効率は低くなると考えられる．また高齢者では，語彙の積極的使用が減少し，認知課題に対する慎重さが増すと予想できるのである．

◦教　育◦

　学校教育が長いほど，呼称成績が良好となることを報告した研究がある(たとえば，Ardila & Rosselli, 1989; Henderson, Frank, Pigatt, Abramson, & Houston, 1998; LeDorze & Durocher, 1992; Nicholas, Brookshire, MacLennan, Schumacher, & Porrazzo, 1989; Welch, Doineau, Johnson,

& King, 1996; Worrall, Yiu, Hickson, & Barnett, 1995)．一方，教育の影響は有意ではないという報告もある(Béland & Lecours, 1990; Farmer, 1990; LaBarge, Edwards, & Knesevich, 1986)．なお横断的研究においては，年齢と教育という要因は混同されやすい．学校教育は，教育年数として定義されるのが一般的であるが，同じ教育年数であっても，たとえば1940年代と1980年代では受けた教育の実用的重要性は異なるかもしれない．とはいえ，呼称の正答率と教育レベルには正の相関があることから，長く教育を受けた人ほどより多くの語彙をもっていること，そして教育レベルに応じた基準が利用できるならば，呼称能力の鑑別診断にそれを用いるべきである，という結論を導くのは妥当である．

◦全般的健康状態◦

たとえ神経疾患がないとしても，高齢者の健康状態全般に留意することは大切である．高齢者の集団を対象にしたグループ研究の結果は議論がある(たとえば，Ylikoski et al., 2000)が，高齢者で累積するさまざまな健康上の問題は，個々人の認知機能低下と関連することも考えられる．認知能力に有害な影響をもつ薬物もいくつかあり，健康を損ねた高齢者の場合，治療に付随した薬物使用が障害をさらに悪化させるかもしれないのである．重いうつ病も，線画呼称を含む認知能力に影響することが報告されている(Georgieff, Dominey, Michel, Marie-Cardine, & Dalery, 1998)．加えて，本章の最後で述べるが，高齢者ではさまざまな原因により認知症が急激に増加するのである．

◦発病前の能力レベル◦

発病前の個人の認知レベルを推定する際，記銘力に関する情報は必須である．また評価対象者との面接では，幼少期の発達や学業成績に注意を払うことも重要である．読み書きや計算の学習での困難といった特定の学習障害があると，成人期に入ってから言語に関連した能力に影響が出てくるかもしれない．失読のある子供において，たとえば速やかに自動化されるといわれる呼称の課題での困難は，たとえ彼らの語彙理解能力が正常であっても，むしろよくみられる症状である．同様に失

読のある成人でも，ごく軽度の呼称障害が報告されている(たとえば，Felton, Naylor, & Wood, 1990). 語長が長い低頻度語を目標語に含む「定義による呼称」の実験結果は，失読を示す人にみられる呼称障害の原因が，音韻表象の不完全な特定にあるかもしれないことを示唆している(Snowling, 2000).

●言語および文化的背景●

現代社会はますます多文化的で多言語的な様相を呈しており，臨床家は異なる言語と文化的背景をもっている個々人に接することが多くなっている．そのような場合，言語評価に問題が生じかねない．というのは，ほとんどの呼称課題や他の言語検査の基準が，文化的に多様性のある集団においても適切かどうかは確認されていないからである．このため誤って認知機能障害と診断されかねない(たとえば，Fillenbaum, Huber, & Taussig, 1997; Roberts & Hamsher, 1984). 多言語話者の言語課題での遂行能力は，基本的な言語の習熟に加えて，教育の質や読み書きのレベル，全体的な文化的適応を反映する．すなわち，多言語話者の第一言語を，その言語を唯一の母語とする話者の成績に基づく基準で評価することは，必ずしも適切ではない(Kohnert, Hernandez, & Bates, 1998; Touradj, Manly, Jacobs, & Stern, 2001). 言語課題を用いて多言語話者を評価する場合，使用している言語の履歴についての質問項目と，日常生活での言語能力に関する自己評価表を検査バッテリーに含めるべきである．最終的な言語評価には，これらの情報が量的尺度による遂行能力評価と関連づけて考慮されなければならない．これは言語の回復パターンに多様性を示す多言語話者の失語症患者の場合，さらに複雑になる(Paradis, 2001).

以上から，単語検索の困難を診断する場合，対象者に固有のさまざまな背景要因を考慮する必要があるといえる．年齢と教育は呼称成績に影響を及ぼすため，的確な検査では，標準得点を用いてこれらの要因が考慮されている．さらに，評価対象者の全般的健康状態や薬物治療が言語機能に与える影響を，たとえこうした要因の効果を正確に把握すること

は困難であっても，臨床家は認識すべきである．対象者の病歴を注意深く分析することは，発達障害に関係した言語機能障害を，最近生じた大脳皮質の機能障害と誤って診断するのを回避するのに役立つ．最終的に，呼称のような言語課題における文化と言語に関連した効果の検討が，臨床家に課されたさらなる課題といえる．

一般的な神経疾患における失名辞

他の神経心理学的障害と同様，さまざまな神経疾患が失名辞を引き起こすが，ここでは臨床的に最も一般的である脳血管障害，原発性認知症，頭部外傷に焦点を当てる．同一の疾患においても失名辞の性質や重症度は非常に異なるが，疾患別に失名辞の特徴を述べることは臨床的に有益である．

◦脳血管障害◦

脳血管障害(CVA)は，認知神経心理学の研究において非常によく登場する．というのも，特異性の高い神経心理学的障害(失名辞の純粋型や他の言語障害を含む)の原因のほとんどが，局所性の脳血管性発作(すなわち，急性脳卒中と脳内出血)によるためである．こうした場合，急性期における大脳の全般的機能低下が解消した後に，特定の症候群が典型的に現れる．しかし，特異性の高い神経心理学的症候群はむしろまれで，失語症を呈する入院患者の大多数は，非常に重篤(全失語 global aphasia)であるか非常に軽微(残遺性失語 residual aphasia[15])であるかのいずれかである．軽度の症例では，失名辞が左半球機能障害の徴候の一つであるため，その診断的価値は特に重要となる．脳卒中で(他の認知機能障害を伴った)呼称障害が頻発することは，急性期の脳卒中患者209名を対象とした最近の研究(Riepe, Riss, Bittner, & Huber, 2004)で例証されている．対象患者の45%が，短縮版の呼称スクリーニング・

---

[15] これは，原因疾患の発症直後に失語症になったが，軽快して非常に軽微な呼称障害や読み書き障害だけが残っている状態を指す．residual は，まだ少し残っているという意味あいだが，residual aphasia は Boston Diagnostic Aphasia Examination (Goodglass & Kaplan, 1972)の検査マニュアルにも登場し，英語圏では長く使われてきた用語である．

テストで，カット・オフ値よりも下回った．失語症状は，時間経過に伴い消失するかもしれない（脳卒中患者において最も顕著な自然回復は，発症後1か月以内に生じるのが一般的である）が，慢性期まで残存し典型的には読み書きの障害を伴う中等度の単語検索障害となる場合がある．

　言語機能障害を引き起こすCVAの大多数は，左中大脳動脈領域の損傷である．この動脈の灌流領域は，前頭，側頭，頭頂の皮質に位置するシルヴィウス裂周囲の言語野である．失語臨床型のいくつか（ブローカ，ウェルニッケ，伝導，失名辞）は，中大脳動脈の主要な分枝の閉塞によることが多い．この動脈は特定の皮質下構造（左線条体や白質回路）にも灌流し，それが損傷される場合しばしば失語症をきたす．前頭領域の下部と内側に分布する前大脳動脈の梗塞は，超皮質性運動失語 transcortical motor aphasia を特徴づける言語産出の問題（言語性無動力症 verbal adynamia）を引き起こすかもしれない．この症候群では呼称はよく保たれているのが典型的だが，呼称できない場合，音韻キューが思い出せない単語を引き出すのに大変効果的である．後大脳動脈の灌流領域は，側頭領域の下部を含んでいる．左半球のこの部位に梗塞がある場合，「側頭基底部の言語野」（第3章参照）と呼ばれる領域に影響し，呼称障害や他の言語機能障害が生じることがよくある．後大脳動脈の小さな穿通枝 penetrating branch は視床に分布しており，左視床の梗塞や出血は失語症を起こす可能性がある．

　第3章では，呼称の神経学的基盤に関する研究を検討した．その大部分はCVA患者を対象としたものであるため，特定の失名辞タイプとCVAにおける損傷部位との相関関係について説明している．本章の後半で強調するように，失名辞のタイプ診断には付加的な検査が必要である．失名辞それ自体は，失語症状のなかでは最小限の場所に限局する徴候であり，左半球の機能障害の可能性を示唆するにすぎない．もちろん，この観察は臨床的に非常に貴重になりうる．

●アルツハイマー病●

　原発性認知症 primary dementia は，より広範な認知障害と関連しており，言語機能障害だけが唯一の主要な特徴であることはまれである．

アルツハイマー病 Alzheimer's Disease(AD)は最も一般的で，原発性認知症のおよそ半分のケースを説明する．加齢に伴う AD の危険因子には，認知症の家族歴，頭部外傷，ダウン症候群，染色体 19 における ApoE-4 という対立形質(相同の染色体の同じ位置を占めている遺伝因子＊訳者注)の存在(おそらく脳内のアミロイドの集合を促進する)がある(Cummings, 1995)．初期の AD は，認知機能障害のゆるやかな進行によって特徴づけられ，記憶，学習，注意，視覚的認知機能や言語などのいくつかの機能に影響を与える．言語機能障害は，流暢性失語の形で現れる．一般に失名辞失語がみられ，実際，呼称障害は言語機能障害の最も早期の徴候である(Bowles, Obler, & Albert, 1987)．時折，言語機能障害あるいは視覚-構成障害など特定の認知機能障害が初期に優勢な症状として出現することがある．AD の進行に伴い，言語やコミュニケーション機能が徐々に損なわれ，最終的には完全なコミュニケーション機能の崩壊に至る．

　AD に関連する病理は当初，側頭葉内側でみられるのが典型的であり，これはエピソード記憶の障害が顕著であるという AD における症候と対応している．病理学的変化は，次第に後頭-頭頂葉領域に広がっていくため，単語の想起など言語機能が障害される．AD における単語検索障害の性質は，多くの研究によって検討されてきた．ほとんどの研究者が，AD における意味障害の役割を強調している．軽度から中等度の AD 患者は，線画呼称において主に意味に関連した誤りをする．そして，意味に基づく語列挙(例：1 分間にできるだけ多くの動物の名前を言う)，意味に基づく単語や絵の分類，単語と絵のマッチング，物品がもつ特質に順位をつけること，物品の機能についての記述，言葉の定義などの意味課題において困難を示す(Butters, Granholm, Salmon, Grant, & Wolfe, 1987; Chertkow, Bub, & Caplan, 1992; Flicker, Ferris, Crook, & Bartus, 1987; Grober, Buschke, Kawas, & Fuld, 1985; Hodges, Salmon, & Butters, 1992b; Martin & Fedio, 1983; Ober, Dronkers, Koss, Delis, & Friedland, 1986; Schwartz, Marin, & Saffran, 1979)．さらに AD では，ある語彙項目に特化した理解障害と呼称障害(Chertkow et al., 1992; Chertkow, Bub, & Seidenberg, 1989)．意味的プライミングの変

容(Chertkow, Bub, Bergman, Bruemmer, Merling, & Rothfleisch, 1994; Salmon, Shimamura, Butters, & Smith, 1988),カテゴリー特異性障害(たとえば,Garrard et al., 1998)が報告されてきた.

意味障害に加えて,AD では語形失名辞もみられる.つまり AD における呼称障害は,必ずしも語彙に対応する意味特徴の同定の障害に関係しているわけではない(Sommers & Pierce, 1990).そして中等度の AD 患者は線画呼称において,競合する音韻表象を抑制することが障害されていることを示唆する,プライミング実験のデータがある(Faust, Balota, & Multhaup, 2004).さらに,呼称でおびただしい数の視覚性の誤り(例:缶詰→ドラム缶;Rochford, 1971)がみられ,刺激の知覚的な質が AD の呼称に影響を及ぼす(Goldstein, Green, Presley, & Green, 1992; Kirshner, Webb, & Kelly, 1984)ため,視覚認知障害が AD の呼称障害の要因の一つであることは除外できない.とはいえ,意味障害が AD の失名辞における主な要因であることを多くの研究者が認めている.また,損なわれていない復唱機能により証明されるように,単語の音韻処理過程は概して保たれる.

◉脳血管性認知症◉

認知症をもたらす疾患で 2 番目によく起こる脳血管性認知症 vascular dementia(VaD)は,神経心理学的研究においてはあまり注意が払われてこなかった.この症候群は,虚血性,低酸素性,出血性の多様な脳損傷を伴うため,個々の患者が示す症状は非常に異なることが予想される.しかしグループとしてみると,VaD 患者の広範な認知機能障害は,AD 患者で観察されたものと著しく異なるわけではない(Almkvist, Bäckman, Basun, & Wahlund, 1993).白質の損傷は,AD よりも VaD でより一般的であることが多く,それは VaD における顕著な随意運動速度の低下と,発語運動の問題をもたらしていると指摘する研究がある(Almkvist et al., 1993; Powell, Cummings, Hill, & Benson, 1988).重症度を統制した軽度から中等度の AD と VaD を対象に,線画呼称や他の関連課題を用いた比較研究では,個々の患者による相違が相当あったものの,いずれの患者群も失名辞の原因は意味障害(AD でより重篤な障

害を示す傾向をもつ)であった(Laine, Vuorinen, & Rinne, 1997).

○前頭-側頭葉変性症○

　前頭-側頭葉変性症 fronto-temporal lobar degeneration(FTD)は，これまで診断が十分なされてこなかった．その名称が示唆するように，FTD は両側の前頭葉と側頭葉に，萎縮による変性がほぼ左右対称にみられる(The Lund and Manchester Groups, 1994)．左半球の前頭葉および側頭葉が顕著に萎縮している症例は，原発性進行性失語 primary progressive aphasia(PPA)の症状を呈する．こうした症例の場合，広範な知的低下はみられない．PPA は流暢型と非流暢型が報告されており，単語検索障害は中核的症状である．前頭葉損傷を含む PPA は，言語性無動力症 verbal adynamia，保続，反響言語 echolalia，そして無言症 mutism を呈するだけではなく行動変容も示す．一方，左半球の側頭葉損傷が顕著な PPA は，初期の AD と区別することは臨床的には難しい(Kertesz, Hudson, Mackenzie, & Munoz, 1994；進行性純粋失名辞 progressive pure anomia 1例の分析と経過については Graham, Patterson, & Hodges, 1995 を参照)．また左側頭葉の下外側部に限局した FTD は，第2章で論じた意味痴呆という用語で呼ばれる症状を呈する場合がある．これは，意味記憶 semantic memory に特化した障害によって特徴づけられ，際立った失名辞と表層失読を示す(たとえば，Hodges et al., 1999)．

○頭部外傷○

　頭部外傷 traumatic brain injury(TBI)は，注意，記憶，随意運動の速度，より高次の言語機能における問題を含む，行動と認知に関する障害の複雑なパターンを引き起こすことがある．TBI は脳血管疾患や認知症と異なり，青年期をピークにして広い範囲の年齢層にみられる．TBI は損傷の性質や重症度により多様であるが，限局病変を伴うびまん性の軸索損傷が一般にみられる．言語障害は TBI の主要な症状ではないが，左半球のシルヴィウス裂周囲に損傷がある場合は別である．明らかな失語はまれであるが，会話における流暢性の低下と呼称障害

はTBI患者でしばしば観察される(Dalby & Obrzut, 1991; Hartley & Jensen, 1991).

TBI患者の呼称は，意味性誤反応や迂言がほとんどであるという報告がある(Levin, Grossman, Sarwar, & Meyers, 1981). TBI患者と統制群を用いた呼称研究(Kerr, 1995)によると，TBI患者群の呼称成績は低かったものの，両群の誤反応パターンは全体としては非常に類似していた．両群において線画呼称の誤りのほとんどが，目標語と意味的関連のあるものとなった．また，軽度から中等度の失名辞を示すCVA患者，AD患者，TBI患者の呼称における誤反応を比較した研究でも，最も頻発した誤反応は，意味性の誤り(目標語から連想されるもの，目標語の下位概念や上位概念の語)であった(Boles, 1997). TBI群と他の2つの患者群のいずれかとの唯一の重要な相違は，視覚的誤認の有無で，TBI群(とAD群)で視覚性の誤りが生じたが，CVA群での生起率はゼロに近かった．

失名辞の臨床的評価における認知モデル

原則として認知モデルは，臨床家にとって患者の言語機能障害の原因を特定するための青写真となるはずである．第1章と第2章で詳述したように，認知モデルは正常な単語産出とその障害を説明することに，うまく適用されてきた．したがって，認知モデルが後天的言語機能障害を診断するための枠組みとして役立つことができるかもしれないのは当然であろう．

認知モデルは，言語機能障害を診断しようとする臨床家に何を提供するのであろうか．Berndt(1987)は，認知モデルによって表面的な症状に隠れたものを追究し，根底にある言語処理の問題を考えることができることに注目している．Basso(1993; Basso & Marangolo, 2000)は認知モデルを，単語検索を導く心的過程の構造や機能についての一連の仮説であるとみている．さらにBassoは，単語処理過程の障害の診断にモデルを使う際に留意すべき2つの制約を指摘している．第一に，そのようなモデルにおける機能的損傷部位は，そのモデルが与える詳細さの

程度に応じてのみ特定することができる．モデルで表すことができない障害は，定義できないのである．逆にモデルが詳細になるほど，診断もより詳細になる．もしモデルが，単語産出は語の意味表象と音韻表象を検索する2段階の処理過程であると仮定するならば，失名辞は2段階の処理のいずれか一方あるいは両方の障害として定義されるのである．たとえば意味の組成や音韻の符号化について，モデルがさらに詳細な説明を与える場合，失名辞の診断はより明確になる．モデルが詳細になればなるほど，障害の記述がよりきめ細かく正確になるといえる．単語産出の基礎をなす心理言語学的構造と働きについて，モデルの記述はだんだん詳細になってきている．その発展は，こうした単語産出過程についての私たちの理解が増したことを反映している．たとえば第2章で議論したように，失語症は選択的に語の意味処理過程の影響を受けるが，失語症でみられる意味性錯語は必ずしも意味処理の損傷と直接的に対応するものではないことが，失名辞について検討したいくつかの症例研究から明らかにされている（たとえば，Caramazza & Hillis, 1990）．

　Basso（1993）が指摘した，言語機能障害を診断するのに認知モデルを用いる際の第二の制約は，認知モデルの構成単位間の機能的重複に関するものである．いくつかの構成単位は，複数の課題で使用される機能をもつ．もし患者の反応が，認知モデルにおける機能的損傷部位の同定という重要な臨床的意味をもつのだとしたら，その処理段階を必要とする課題すべてにおける言語処理過程を評価することに注意が払われなければならない．この点は，次の例によって明らかであろう．単語検索は少なくとも2つのアクセス段階があり，それぞれ表象の検索を伴う．すなわち，単語の語彙–意味表象へのアクセスとその単語の音韻表象へのアクセスである．単語検索の第二段階は，呼称と復唱（そして音読）の課題に共通している．単語検索の第一段階は呼称には必須であるが，復唱と音読では任意となる．もし，呼称障害が単語検索の第一段階にかかわるとしたら，呼称で誤ることは予想されるが，何か付加的障害がなければ同じ語の復唱や音読では誤らないと予想される．もし，呼称障害が音韻表象の検索における問題によるとすれば，誤りは呼称，復唱，そしておそらく音読において観察されるに違いない．このような推論は，図2–1

表 4-1 失名辞患者 2 例における単語検索機能不全の根底にある単語処理過程障害のパターン(正答率)

言語評価	GL	VP
線画呼称 (Philadelphia 呼称検査, $n=175$)	0.29	0.28
呼称の誤反応タイプ	音韻性 意味性 形式性	意味性 無反応 語全体の保続
単語復唱	0.56	0.93
音素弁別	0.86	0.95
押韻認知	0.88	0.96
聴覚的語彙性判断	0.94	0.91
Peabody 絵画語彙検査(標準得点)	96	78
単語と絵のマッチング (3 つの意味的妨害刺激を用いた条件)	1.00	0.88
同義語判断(単語の意味)	0.93	0.66

のような単語検索の構造的モデルに基づいたものであり,心理言語学的観点から呼称障害を診断するために適切な課題を選択するのに役立つ.

呼称障害の診断のために認知モデルを適用する例として,Martin と Saffran(1997, 2002)が報告した失名辞失語患者 GL と VP を取り上げてみよう.いずれの患者も Philadelphia 呼称検査(Philadelphia Naming Test; Roach, Schwartz, Martin, Grewal, & Brecher, 1996)における得点はほぼ同じであった.しかしこれは,それぞれの患者の呼称障害が単語処理過程の同じ問題に起因していることを必ずしも意味しない.表 4-1 は,彼らの呼称における誤反応の種類と,単語処理過程における意味と音韻の側面の能力に関する評価成績である.こうした言語評価は,単語処理過程障害における機能的な損傷部位の手がかりとなる.

最初の 2 つの言語評価である呼称における誤反応タイプと単語復唱の成績から,出力過程の状態について,いくつかの推測が可能である.復唱が良好で呼称において音韻性の誤りがなかった VP の場合,音韻出力過程が比較的保たれていることが示唆される.先に表出された単語

での保続傾向や無反応("その名前は知らない","それは知っているが,何か言えない")となる傾向と,意味性誤反応が共起する場合,概念的に導かれる意味処理過程に基づいて,単語の語彙表象を活性化することが困難であることが示唆される.

表 4-1 に示した他の言語評価は,基本的に入力過程を含んでおり,呼称に含まれる出力過程との関係は,議論のある問題である(たとえば,Martin & Saffran, 1999).課題が入力と出力のいずれを要求するものであろうと,アクセスされた語彙と意味の情報は"貯蔵"されている同一の情報によると仮定するモデルもある(この問題についての議論は Monsell, 1987 を参照のこと).しかし,多くのモデルが入力過程と出力過程ごとの独立した音韻情報の貯蔵を仮定している(R. Martin, Lesch, & Bartha, 1999).この問題は別にして,少なくとも出力処理との類似性に関して入力処理における反応を検討することは可能である.

音素弁別 phoneme discrimination と押韻認知 rhyme recognition は,いずれも音韻処理過程の能力を測定するものである.これらの課題における GL の成績は VP よりも低かった.対照的に,語彙-意味課題(単語と絵のマッチング,Peabody 絵画語彙検査,同義語判断)における GL の成績はきわめて良好で,VP よりも明らかによかった.両症例とも,聴覚的語彙性判断という単語識別能力をみる課題では比較的良好な成績であった.これは,GL の音韻入力過程における障害と VP の意味障害にもかかわらず,各症例が単語を認識することができることを示唆している.GL の場合,おそらく"ぼやけた"音韻入力に基づいてアクセスされた意味情報が,単語を非語から区別することに使われたと思われる.VP の場合,入力処理過程が単語レベルの表象を活性化するのに十分であったと推察される.このような入力過程の評価の重要性は,それらが出力過程の評価と一致することにある.このような言語評価に基づき,GL の呼称障害は音韻符号化の障害と基本的に関係し,VP の呼称障害は基本的には意味性の原因によるもので,意味表象とそれに対応した語形 word form との間のマッピングにおける問題を伴うと結論することができる.

単語検索障害の臨床的評価方法

　失名辞は左半球損傷の最も鋭敏な指標であるため，単語検索能力の評価は神経行動学的検査において特に重要である．いくつかの検査が利用できるが，最も一般的なものを簡潔に説明する．どんな診断検査であっても，使用する場合は検査の主な心理測定学的な特徴（妥当性と信頼性）についての知識をもつべきで，神経疾患患者に対するその検査の鋭敏性と特性についての情報を提供する関連先行研究によって，それらを熟知しておかなければならない．

　注意深い検査者にとって，最初の面接でその患者が単語検索にどんな問題をもっているか（たとえば，回りくどい発話，たどたどしい発話，情報として"空虚な"発話），どんな錯語を起こしやすいかは，すぐにわかるかもしれない．しかし軽度の単語検索障害は，ステレオタイプな句や日常的な言語を特徴づける表現の多様性によって隠されてしまう場合がある．したがって軽度の失名辞は，呼称検査や特定の単語検索を必要とするより要求水準の高いコミュニケーション状況でのみ明らかとなるかもしれない．単語検索能力を評価する最も一般的な検査は，線画呼称の課題である．なぜなら，それは良好な統制下で，特定の語彙項目が検索されなければならない状況をつくるからである．これは，迂言により障害が隠れてしまう可能性を最小限にする．別の方法には，漫画を用いた出来事の説明や物語の再生のような語り narrative speech と，会話における発話サンプルの分析がある（たとえば，Mayer & Murray, 2003; McNeil, Doyle, Fossett, Park, & Goda, 2001; Pashek & Tompkins, 2002; Prins & Bastiaanse, 2004 参照）．この重要な研究領域は始まったばかりで，たとえばこのような複雑な文脈の課題を用いた単語検索の測定について一致した見解はない．したがって，こうしたアプローチの議論は本書の最終章で行うことにする．

　Boston 呼称検査（Boston Naming Test: BNT; Kaplan, Goodglass, & Weintraub, 1983）は，今日最もよく使われる線画呼称課題である．これは，60 物品の線画から構成されており，呼称の困難さが増加する順に

提示するようになっている．自発的呼称に失敗した場合，意味キュー（たとえば，時計には"時刻を告げるもの"）および音韻キュー（目標語の最初の音素）が与えられる．患者の呼称における誤反応パターンの分析に加えて，キュー効果は呼称障害の発現機序についての重要な情報を提供する．健常群からさまざまな患者における結果まで，BNTを用いた研究文献はかなりの数にのぼる．臨床的価値がある他の線画呼称検査には，30課題からなる段階的呼称検査(Graded Naming Test; McKenna & Warrington, 1983; Warrington, 2002)や，175課題から構成されるPhiladelphia呼称検査(Roach et al., 1996)がある．後者は出版されていないが，検査の作成者から入手できる．カテゴリー特異性呼称障害については，物品と行為の呼称検査(Object and Action Naming Battery; Druks & Masterson, 2000)とカテゴリー特異的呼称検査(Category-Specific Names Test; McKenna, 1998)が利用できる．線画呼称に特化した検査に比べ，Boston失語症鑑別診断検査(Boston Diagnostic Aphasia Examination: BDAE; Goodglass, Kaplan, & Barresi, 2001)，Western失語症検査(Western Aphasia Battery: WAB; Kertesz, 1982)，失語症における言語処理過程の心理言語学的評価法(Psycholinguistic Assessments of Language Processing in Aphasia: PALPA; Kay et al., 1992)，Aachen失語症検査(Aachen Aphasia Test; 英語版はMiller, Willmes, & De Bleser, 2000参照)，そして包括的失語症検査(Comprehensive Aphasia Test; Swinburn, Porter, & Howard, 2004)は，定義による呼称，質問への応答による呼称，単語理解のような単語処理過程をみる課題に加えて，視覚提示による呼称課題を含んでいる．

初めに指摘したように，患者が呈する失名辞の根底にあるメカニズムについての結論を導くために，呼称検査（口頭と書字による呼称は成績が乖離する場合があるので，できれば別々に検査されるべきである）は，復唱や音読による音韻出力の完全さを評価するテストだけでなく，単語理解課題によっても補足されるべきである．たとえば，意味性の失名辞と診断するためには，単語レベルでの意味理解障害と，比較的保たれた音韻能力についての客観的証拠が必要とされる．PALPAのような検査は，このような目的のための適切な下位検査を提供するが，他の検査

も利用できる．また PALPA は，患者の成績に対する語長，頻度，心像性などの心理言語学的変数の影響を検討できる単語処理課題を提供する．しかし，Cole-Virtue と Nickels(2004)が行った PALPA の音声単語と絵のマッチング課題における詳細な分析は，障害メカニズムの観点から単一課題の結果を解釈する場合，臨床家は注意深く行うべきであることを示唆している．

　単語理解のより詳細な検査に関しては，多くの研究者が独自の実験課題を使っているが，聴覚提示の語と絵のマッチングによる Peabody 絵画語彙検査(Peabody Picture Vocabulary task: Dunn & Dunn, 1997)，音声単語(あるいは文字単語)と絵の両方からの意味へのアクセスを評価する Pyramids and Palm Trees test(Howard & Patterson, 1992)など市販されている単語理解を調べるための検査も利用できる．加えて，Birmingham 物体認知検査(Birmingham Object Recognition Battery; Riddoch & Humphreys, 1993)のような視覚的物体認知における問題を検出するようにデザインされた検査もある．異なる言語における絵と語のさまざまな刺激セットでの標準化データは，心理学研究文献(たとえば，現在 http://www.psychonomic.org/archive で公開されている標準値，刺激とデータに関する Psychonomic Society の資料参照)で利用できる．これらは，実験目的のための単語産出テストをデザインする際に大変有用である．

失名辞における呼称反応パターンの分類

　失名辞の臨床的診断を的確なものにするためには，呼称の量的かつ質的データが必要である．たとえば，BNT は年齢に関する標準化データがあるので，臨床家が患者の呼称成績が年齢相当よりも低下しているかどうか，量的評価をするのに役立つ．呼称の反応パターン(たとえば，呼称の誤反応タイプ)という質的データは，単語検索過程のどの段階が障害されているのかについて重要な情報を提供する．しかし呼称の誤反応分析は，失名辞の発現機序についての結論を出すには十分ではない．意味性誤反応は，理解障害を伴う"中核性"のもの"central" semantic error と，理解が保たれた"出力性"のもの"output" semantic error と2つ存在することは，その好例である．いずれのタイプの障害でも，呼称における意味性の誤りが圧倒的に多いため，呼称の出力パターンは，2つの障害を区別するのには不十分なのである．単語理解の評価と呼称の質的特徴についてのきめ細かい検討（たとえば，意味性の誤りが患者によって自発的に却下されるのか？）が，そのような患者における失名辞の診断を絞るために必要なのである．

呼称研究（と臨床）における重要な問題は，呼称反応をどのように採点するかに関することである．たとえば，単語レベルの最初の反応に対して採点すべきなのか？　または，最後の反応だけを評価すべきなのか？　あるいは，時々数種の誤反応タイプがみられる場合，呼称反応すべてを採点すべきなのか？　呼称での誤りの採点に関して，これが唯一妥当であると受け入れられている方法はない．これは，患者の呼称反応からどのような情報を必要としているのかによる．もし，単語検索がどの程度安定しているのかに注目するならば，最初の反応だけを得点化することになる．しかし，セラピー後の改善を測定するのであれば，複数の呼称反応の後に出現した正反応であっても採点の対象とすることもありうる．ある時点では繰り返し呼称しようとしても正答できなかった患者が，セラピー後では数度の試みで呼称できることがある．何を評価するのか，どんな選択であっても，呼称検査では患者の反応をすべて記録することが大切である．表4-2の分類表は，線画呼称課題における誤反応分類のための一つの可能な体系を示している．この分類は，臨床で単語検索をみる一般的方法である物品呼称 object naming にも適用できる．行為の呼称 action naming を評価する場合，「それは泳ぐことです」のように，統語カテゴリーとしては名詞に属する動名詞に相当する反応が起こりうることも含めて，付加的要因を考慮する必要がある．行為の呼称での誤反応分類に関しては，たとえば Kemmerer と Tranel（2000）による方法を参照されたい．複合名詞の誤りの詳細な分類は，Blanken（2000）が参考になる．

表 4-2　視覚提示による呼称反応の分類体系の例

正反応

　正反応は目標語の他に，目標語の同義語，方言や口語的表現，目標語に関する付加的情報を伴う「話題として正しい反応」と呼ばれるものが含まれる．地域性，被験者が属する集団，方言の多様性が大きい言語もあるため，検査者が方言で質問することに習熟していない場合，方言による違いを錯語反応として分類することを回避するために，方言を知る人の助言が必要かもしれない．

　　　例：**テープレコーダー** → カセット・レコーダー，マグネットフォーン，ポータブル・テープ・レコーダー，テープ・デッキ

実在語による誤反応

目標語と意味的関連のある語（意味性錯語 semantic paraphasia）

　この区分には，目標語と反応の間のさまざまな意味関係（意味カテゴリーに基づくもの，意味連合によるもの）を示す誤りが含まれる．意味性誤反応が，目標語の理解障害を伴う"中核"タイプのものか，目標語は正しく理解できる"出力"タイプのものかを調べるには，被験者の語彙項目についての意味知識を呼称との関連でみる必要がある．意味性誤反応が即座に却下される（たとえば，"きゅうりじゃない，何か別のもの"）というような被験者によって提供される付加的情報も，この判断には有用である．

(1) 意味-視覚性
意味的にも視覚的特徴においても目標語と関係している反応で，健常者の呼称反応においてもまれではない．

　　　例：**バイオリン** → ギター，**ビーバー** → リス

(2) 意味カテゴリー・メンバー
目標語と同じ意味カテゴリーの構成メンバーに由来するものであるが，視覚的には明らかな類似性がない誤反応である．

　　　例：**リンゴ** → バナナ，**ヘリコプター** → ロケット

(3) 上位概念
目標語の代わりに，その上位概念の語が表出される反応である．

　　　例：**とうもろこし** → 野菜，**自動車** → 乗り物

(4) 意味連合
意味カテゴリーの境界域にまたがった，さまざまな意味的連合関係にある語による反応である．

　　　例：**ネズミ** → チーズ，**アイス・スケート** → ホッケー

(5) 特徴あるいは機能に関する記述
しばしば迂言の形をとり，目標語の際立った点が記述される．

　　　例：**トランペット** → それで吹きます，
　　　　　孔雀 → それは素晴らしい色をしています

(つづく)

表 4-2 （つづき）

目標語と音韻的に関連した語（形式錯語 formal paraphasia）

この反応は，目標語と音韻的特徴を共有している．どの程度音韻的類似性があれば形式錯語とみなされるかは，研究により異なる．もしこうした誤りの適切な基準レベルの確率が計算されず，患者の誤反応率いかんによる場合，ゆるい基準では，目標語とのランダムな関係を形式錯語として分類するおそれが増大する．

例：**ホース** → ハウス，**バット** → マット

目標語と意味的にも音韻的にも関連した語（混合性の誤り mixed error）

この反応は，目標語と意味的（意味連合，意味カテゴリー）にも音韻的にも関係している．第1章で議論したように，こうした誤りが健常者で生じることは，単語表出における意味と語形の想起が独立していることの証拠として使われてきた．音韻的関連性の操作的定義によっては，同じ単語が形式錯語に当てはまるので注意を要する．

例：**キャット**（猫） → ラット（ネズミ），**サック**（袋） → バッグ（鞄）

無関連語

これは，目標語との間に何の関連もない実在語による反応である．それらはランダムな関係か，検査者がわからない何らかの被験者特有の関係のどちらかを表している．

例：**金づち** → 太陽，**ピラミッド** → 車輪

目標語の形態的変形

これは，3つの異なった語形変化（語尾変化，派生，複合語化）の結果である．語尾変化以外の変形は，語幹の意味が変容する．

例：CAR（自動車） → cars（自動車の複数形），
　　SURF（波） → surfer（波乗りする人），
　　CHALKBOARD（黒板） → chalk（白墨）

その他の反応

誤反応分類に当てはまらない雑多な反応群が常に存在する．たとえば，異なる保続反応（直後の保続や刺激から一定の間隔があって出現する「侵入 intrusion」と呼ばれる保続），自己中心的な注釈（「これは家にある」「私はそれを使っていた」）や意味的に無関係な文レベルの発言がこれに含まれる．

非語による反応

目標語と 50％ 以上の音韻的類似性がある反応（音韻性錯語 phonological paraphasia）

目標語に関連した非語による誤りであると分類する一般的基準は，それが目標語と少なくとも 50％ 以上の音韻的な重複があるというものである．重複の基準は曖昧で，研究により異なる．音韻性錯語と新造語を音韻的に歪められた反応として一括することは可能であり，目標語と誤反応の間の音韻的類似性の程度を，目標語と誤反応のそれぞれのペアごとに計算される連続変数とみなすこともできる．しかし臨床で用いる場合，音韻的歪みがより軽度（音韻性錯語）とより重度（新造語）

（つづく）

表 4-2 （つづき）

の間の相違は，患者の音韻産出障害の重症度評価に役立つだろう．音韻性錯語には異なるタイプがみられ，この誤りに影響される単位は，音節を構成する下位の単位（音節の構成要素，音素，おそらく単一の音素特徴）から音節までさまざまである．

 例：CAMEL → /cametel/（付加）
   BRAIN → /bain/（削除）
   KITE → /kaim/, /mait/（置換）
   GUITAR → /tiga:r/（交換）

目標語と 50％ 以下の音韻的類似性がある反応（新造性錯語 neologistic paraphasia）

これらは，実在語にほど遠い非語による反応であり，その音韻構造は多様で，しばしば保続的な音素連鎖も含まれる．新造語は実際の形態素を含む場合もあるかもしれない．"難解な新造語 abstruse neologism" と呼ばれるものは，目標語とまったく関連のない非語の反応（事実，そのいくつかは意味—音韻性の誤りかもしれないが，置換や音韻的歪みのため単語として認知できない状態にある）を指すのに使われる．

 例：TENT → /mek/

新造語を含む複数の語による反応（新造語ジャルゴン neologistic jargon）

しばしば新造語は長く切れ目のない発話の一部として出現する．このため，どの部分が患者の答えなのかを決定することが困難である．

 例：ELEPHANT → 「/ko/ /ne/ /flan/ をもつかもしれないという記憶，でもよくわからない」

実在する形態素の不適切な結合（形態音韻性錯語 morphophonological paraphasia）

この誤りは、拘束/束縛形態素 bound morpheme（他の形態素と結びついてしか現れることができない＊訳者注）と自由形態素 free-standing morpheme（単独で現れ語になることができる＊訳者注）の実在しない組み合わせと定義される．このため，語尾変化，派生や複合を含むことがあるこの種の誤りは，形態構造がいかに造語にかかわるかという側面を明らかにする．語尾変化は語をつくりだす形態構造上の作用であるが，派生の場合，造語産出と意味の透明性は変動する．これらの要因を患者の形態音韻性錯語に関係づけてみると興味深い．

 例：TEACHER → she's teachering
   TILE → brickment
   MIRROR → loopmirror

無　答

無答 omission はさまざまな形をとる．患者は黙ったまま（しばしば「答えをもっていない」ことをジェスチャーで示す）か，"わからない"，"パスする"，"それが何かを知っているが，言えない" などの発言によって，呼称できないことを示唆する．無答は，単語産出のどの処理段階における失敗も反映する（そして，黙っているということも意識的な選択として可能である）ため，呼称されなかった目標語の意味的あるいは音韻的情報を被験者が利用できるかどうかは，さらに調べることで明らかにできるかもしれない．

本章の要約

　本章では，失名辞の診断に関する臨床的観点を述べた．まず，評価対象者の呼称成績に影響を及ぼす可能性のある背景要因—年齢，教育レベル，全般的な健康状態と薬物治療，発症前の認知レベル，使用言語と文化的背景—について指摘した．これらの要因は，入念な面接と，利用可能であれば年齢と教育レベルについての標準化データがある検査を用いて統制されることが望ましい．次に，脳血管障害，原発性認知症，頭部外傷という，最も一般的な神経疾患でみられる失名辞について簡潔に説明した．検査に関して，患者が示す失名辞の発現機序を診断するためには，呼称，単語理解，語彙-音韻処理過程についての幅広い評価が必要とされる．本章では，こうした目的に適した市販されている利用可能な検査のリストを提供した．さらに，患者の呼称反応パターンの質的分析を含む評価を推奨し，呼称の誤反応分類方法に関して一つの例を提示した．なお，失名辞は脳の限局損傷に対応したものではないが，左半球損傷の敏感な徴候であるため，単に失名辞の有無を評価することもスクリーニングとしての臨床的有用性があるといえる．

第5章 単語検索障害に対するセラピー・アプローチ

　第1章では，言語処理過程が正常な場合と障害された場合の認知モデルについて，最近の急速な発展を概観した．この動向を追うようにして，リハビリテーションに関心がある臨床家や研究者は，こうしたモデルを言語機能障害の治療に適用し始めたのである(たとえば，Howard, Patterson, Franklin, Orchard-Lisle, & Morton, 1985a, 1985b; Nettleton & Lesser, 1991; Nickels, 1992)．本章の大半は，その試みに焦点を当てる．これは有意義な方法であり，失語症治療の知識を発展させることを約束しているようにみえるからである．しかし，認知モデルをセラピーの指導原理として用いるようになったのは比較的最近のことであるため，まず失語症リハビリテーションの歴史と，なぜ現在モデルに基づく治療アプローチに関心が寄せられるようになったのか，その背景について述べる．次に，認知モデルのセラピーへの適用，この試みの現時点における限界と将来の方向性について議論する．

失語症リハビリテーションの概略的歴史

　失語症リハビリテーションは比較的新しい学問領域であり，20世紀前半に起こった世界大戦の大惨事後，大勢の脳損傷を負った兵士たちのリハビリテーションが必要になったとき初めて登場した．1916年にKurt Goldsteinが，頭部外傷を受けたドイツ兵たちのための陸軍病院で，失語症を含む彼らの障害に対する医学面，心理学面，職業面からの働きかけを統合しようと試みたのが初期の例である(Goldstein, 1919)．第二次世界大戦後のアメリカでは，いくつかの陸軍病院が精神的外傷後の患者を治療するためのプログラムを開始した．Wepman(1953)は，退役軍人の復帰のために開発されたリハビリテーション・プログラムの適用範囲を，セラピーから恩恵を受けられるかもしれない，治療を受けて

いない多くの一般市民にまで拡大した功績があるとみられている．また戦後の失語症リハビリテーション発展の推移は，英国などいくつかの国々でも似たような経過をたどった(Butfield & Zangwill, 1946; Byng, 1993)が，一方，他の国々，たとえばポーランド(Pachalska, 1993)や日本(Sasanuma, 1993)では，その専門職が現れたのは数十年後のことであった．

　当初，失語症リハビリテーションの研究は，神経性の言語障害に対する治療は効果があるのかという疑問に取り組んだ．どのような回復が可能なのか？　障害された言語能力は取り戻せるのか？　他の神経システムは，障害された言語システムの機能を引き受けることができるのか？　こうした問題に対する異なる見解をたずさえて，言語セラピーのいくつかの原理が 1940 年代と 1950 年代に登場した．リハビリテーションに対するアプローチの一つは，障害された言語処理過程の修復 restoration は可能で，セラピーは低下した能力を正常な状態へ戻すのを援助するとみなした．アメリカにおける失語症リハビリテーションの先駆者の一人である Hildred Schuell は，失語症治療において修復アプローチと機能的アプローチを結合した．彼女は，(言語機能にとって最も重要であると考えた)聴覚的理解に対する直接刺激法を提唱したが，患者個々の問題に応じた治療の内容と適用範囲も提案した(Schuell, 1974)．

　失語症治療に対する第二の考え方は**再編成** reconstitution であり，回復は神経回路の機能的再組織化の結果であるという見方に基づいている．このアプローチを提唱した Luria(1969)は，障害された処理過程はそのままであるが，機能は他の障害されていない神経過程の統合と順応により修復されると主張した．Luria は，機能システムを課題遂行のために協働する脳構造のネットワークによって，内的に関連づけられた振る舞いの集合であるとみなした．また彼は，こうした一連の機能システムの最初と最後の連係は定められているが，ある課題を実行する過程での中間段階は，大まかな範囲内で変更可能であると提案した．つまりもし 1 つの構成単位が失われるか損傷されると，機能システムは課題を遂行するために，おそらく多少の違いはあれ再組織化されると考えたの

である.

　修復と再編成という考え方は，治療と回復の結果として起こる神経学的変化の性質について，異なった仮説に基づく（「神経回路の修復」対「神経回路の再組織化」）．しかし，いずれも機能の再確立を目的としており，この双方を現在主流となっている障害に基づくセラピー impairment-based therapy の基盤として一緒に取り上げることが，ここでの目標である．

　失語症セラピーに対する第三の考え方は代償 compensation という言葉で最もよく説明できる．この提唱者たち（Byng & Duchan, 2005; Holland, 1991; Holland & Hinckley, 2002; Worrall, 1995）は，ある程度の機能回復は可能であると認めるものの，リハビリテーションの努力を患者が障害を受容するための援助や，コミュニケーションするために残存機能は何でも使うようにさせることに重点を置く．この枠組みでのセラピーの目的は，患者それぞれの環境のなかで言語および非言語的コミュニケーションを促進することである．呼称セラピーの領域においては，その目的と働きかけは単語検索能力を直接修復しようとするよりも，患者がコミュニケーションする別の手段を見つけるための援助に，より焦点が当てられる．たとえば失名辞がみられる場合，思い出せない単語を想起することに努力するよりも，遠回しに表現する技能をみがくことが奨励される．

　セラピーにおいて，どのアプローチが唯一正しいとか間違っているということはないが，個々の患者の現状に基づいてアプローチが選択されなければならない．そして，ある程度機能の修復/再編成と代償，両方のアプローチが用いられることが最も多い．すなわち，言語表出を改善することに直接的に働きかけると同時に，言語表現とともに非言語的にコミュニケーションする方法を見つけることが促進されるのである．

認知モデルに基づく失名辞治療の"根本"

　修復と再編成の両アプローチは，特定の言語過程を刺激するようにデザインされた課題を通して，障害された言語システムに直接的に働きか

けることをねらっている．この側面が，おのずと両アプローチを認知モデルに結びつける．このように，単語処理過程のモデルが診断と研究の目的で多く使われるようになったことで，修復と再編成のセラピーを提唱する研究者たちが，失名辞治療へ認知モデルの適用を検討する準備が整ったといえる．Hildred Schuell の修復アプローチは，ほとんど言語処理装置の機能単位（たとえば，聴覚的理解）の観点から説明されているが，言語に関する正規の認知モデルに基づいたものではなかった．この点で，Luria の機能的可塑性という考え方に沿った Schuell のアプローチは，現在主流のモデルに基づく治療プログラムの前段階にあたると考えられる．Schuell は，失語症ではすべてのモダリティが，単一次元の損傷による影響を受けると思っていたが，それぞれの根本理論は，言語処理系が機能的構成単位（たとえば，聴覚的理解や単語検索）に分解できると仮定している．Luria は，治療が認知ストラテジーの促進を刺激すると仮定することで，治療を機能的神経の再組織化を助けるものととらえた．Schuell は，不安定だが損傷されていないと予想した言語能力に，患者が再びアクセスできるようにするために，聴覚的処理過程の直接刺激法 direct stimulation を提唱した．聴覚的処理過程は，刺激法にとって究極的な経路であると Schuell は考え，他のモダリティは聴覚的刺激との組み合わせで刺激されるべきであるとした．こうしたアプローチの影響は，今日でも強くかつ広範囲に残っている．2 つのアプローチが共有するのは，神経の可塑性に対する根本的確信であり，神経は外的刺激によって影響されると考えたのである．

　不安定な言語処理過程と表象を復活させるために，聴覚的入力チャンネルの刺激に焦点を当てるという Schuell の考え方は，直接刺激法の他の提唱者たちによっても共有されている．Huber, Springer と Willmes (1993) は，聴覚的理解がしばしば失語症において最も障害が小さいモダリティであるようにみえることに注目した．ただし，これは文脈的情報を用いた類推という代償的ストラテジーに，一部負っているかもしれない．Weigl (1961) も直接的および間接的刺激法の利用を提唱したが，聴覚的モダリティに対する刺激だけに限定しなかった．彼は，単語検索を刺激するために"遮断除去 de-blocking"と呼ばれる方法を使った．これ

は，障害されていない課題(たとえば，音読や復唱)で単語にアクセスすることは，障害されたモダリティ(たとえば，呼称におけるような)を介した検索にとって，その単語を一時的にアクセスしやすくさせるだろう，という仮説を具体化した方法であった．障害されたモダリティで一度単語が表出されると，その反応はその刺激の後ある一定の間，持続して利用が可能となるかもしれない．さらに Weigl は，ある単語に対するアクセスの遮断を解除する効果は，意味野全体に広がるかもしれないという感触をもっていた．たとえば，「犬」という単語の音読や復唱は，「犬」と意味的に関連した単語(たとえば，子犬，犬小屋，骨，猫)へのアクセスを促進するかもしれない．この手法は，現在では"プライミングpriming"として知られており治療に使われているが，研究においても異なるタイプの失語症がおおよそ音韻入力と意味入力に敏感であるかどうかを調べるために使われている(たとえば，Baum & Leonard, 1999; Milberg, Blumstein, & Dworetzky, 1988; Milberg, Blumstein, Katz, Gerschberg, & Brown, 1995)．Schuell, Luria, Weigl と他の研究者たちにより 1950 年代，1960 年代，1970 年代になされた仕事を通じて，言語機能障害の概念化と治療のための枠組みとして，言語処理過程のモデルを用いることの価値が正しく理解されるようになったのである．脳内の言語処理過程の基礎にあるメカニズムは，固定したものではなく，外的刺激や要求によってある程度操作されうるという考えを採用したことで，言語の機能的組織化のより正確な定義が必要となった．リハビリテーション分野におけるこの見解によって，第 1 章で解説したように心理言語学者や認知心理学者が発展してきた言語の認知モデルにいっそう関心が寄せられるようになったのである．

セラピー指針のための認知モデルの利用

　第 1 章と第 4 章で，単語検索の認知モデルが言語機能障害の性質と重症度をみるために，どのように研究と臨床において使われてきたかを概観した．認知モデルを用いたアプローチは，Howard と Franklin (1988)によって出版された症例研究によって申し分なく説明されてい

る．言語処理システムが重篤に障害された症例 MK のさまざまな言語能力（音声言語と文字言語）を評価するために，彼らは広範な検査を実施している．この症例報告は，単語処理の認知モデルが，どのように言語機能障害の評価の指針として使うことができるかを示した優れた実例である．Howard と Franklin(1988)は，単語処理モデル内で，まだ操作可能である機能と障害されている機能を正確に評価するために，注意深くデザインされた検査を施行した．そこで得られたデータは，認知モデルにおける機能や経路のうちのどれが MK では障害されているのか，あるいは利用可能なのかを彼らが確認し，障害された処理過程を治療するために，障害されていない処理過程を活用するストラテジーを考案することを可能にした．

Howard と Franklin が用いた詳細な評価は，多忙な臨床現場で実施できる範囲を超えている．しかし認知モデルの知識は，患者の言語機能障害のどの側面に着目すれば，より詳しい診断を得ることができるのかについて臨床家の直観を導くことができる．すでに説明している失語症における言語処理過程の心理言語学的評価法 *Psycholinguistic Assessments of Language Processing in Aphasia*(*PALPA*, Kay et al., 1992)は，言語機能のスクリーニング・テストで検出された障害をより掘り下げて分析することを意図している．たとえば，スクリーニング・テストで音読が障害されていた場合，PALPA は障害された音読の特定の処理段階を正確に把握するための数多くの下位検査を提供する(たとえば，書記素–音素変換や音韻結合)．

次節では，治療指針のための認知モデルの使い方に関する研究を取り上げる．現在，この研究は第二段階に入っている．第一段階では，以下で述べるように，モデルがいかに治療すべき障害は"何か"を示すのかを検討した．この問題に焦点が当てられたのは，機能的言語モデルが言語システムの構造の記述に限られていたことに多くを負っている．第二段階である現在の治療研究は，"どのように"治療するのかを重要視する．この展開は，コンピュータ科学と神経科学の発展により可能となってきた．現在，治療過程のダイナミックスと，健常者と脳損傷患者における学習に関する疑問に答えることが可能なコンピュータ・モデルがある．

さらに神経科学における最近の研究は，脳の機能回復の基礎にある神経の可塑性について，新しく，かつ期待できる情報をもたらしているのである．

セラピー指針のための認知モデルの利用 1：何を治療する必要があるのか？

指摘したように，認知モデルは診断のための指針として最も有益で，この目的で現在もよく使われている．たとえば，PALPA は言語処理の機能的認知モデルに基づいている(Kay et al., 1992)．当初，理論的モデルに治療の根拠を置く努力は，障害メカニズムの診断のためにモデルを利用することに注がれた．モデルは，何が治療される必要があるのかを示唆し，心理言語学的観点から障害を特徴づけはしたが，その障害をどのように治療するのかまでは示唆できなかった．

こうした限界にもかかわらず，何を治療するのかを理解するために認知モデルを使用することは，この分野の主要な発展を象徴するものであった．第1章で，単語検索は非言語的な概念を一連の構音された語音に変換する過程であると指摘した．単語は，意味，語音，音節，そして形態素の構造をもち，それはいくつかの段階によって計算される．概して脳損傷の影響はすべての段階に均一に及ぶものではなく，むしろ検索過程の1つ，あるいはいくつかの段階に影響する選択的な機能的損傷のようにみえる結果をもたらす．モデルは，障害の特徴を抽出する枠組みを提供し，それによって最終的にセラピーはより効果的になるはずである(Ellis, Franklin, & Crerar, 1994)．モデルに基づいた単語処理過程障害の診断結果である，表象と処理過程に関する障害の有無についてのプロフィールは，できなくなった課題を遂行する別の手段を提供する認知ストラテジー(たとえば，Howard と Franklin, 1988 が MK の症例研究で提案したように，呼称の代わりの書字)を見つけるためや，患者自身のキュー self-cueing を用いて障害された呼称過程を促進する(たとえば，Nickels, 1992)ために使うことができる．

Huber ら(1993)も，情報処理モデルは障害をより正確に説明するこ

とで，どういう種類のセラピー技法をとればよいか決定するのに役立つと指摘した．おそらく障害は，あるモダリティを介した情報伝達に本来関係しており，これが正しければ，治療は情報伝達を改善するためのストラテジーの開発を含むべきである．ただし，言語学的な知識の欠損に基づく障害の場合は，より言語学的に方向づけられた別のアプローチが必要であろう．

　またモデルを使えば，セラピー・アプローチの結果について理論に基づいた予測を立てることができ(Byng, 1993)，したがってモデルはセラピー効果を測定するための，より正確な基盤を提供する．これはセラピー研究にとって重要な利点である．セラピー・アプローチがある特定の障害に焦点を当てることを目的とする際，その技法を明確に定義づけることで，その治療効果がいっそう測定しやすくなる．このようにしてモデルに基づくセラピー計画は，言語システム理論の根拠を検証するのに役立つのである．実際，モデルに基づいた呼称セラピーは，仮説を検証するものとして適用されてきた(Byng, 1993; Caplan, 1992)．すなわち，単語処理モデルとモデルの各構成部分の単語処理機能をおそらく利用する診断課題によって，障害部位の同定と，それゆえに障害された処理過程を治療するセラピー課題をデザインすることができるはずである．そうしたセラピーの効果は，モデルにおける機能的損傷部位についての仮説を立証するために使われることになろう．この意味で，セラピーは認知モデルを発展的に評価する手段としての役目をもつといえるだろう(Howard & Hatfield, 1987)．

　もし，障害について仮説を立てるためにモデルを用い，そうした仮説をセラピーによって検証する場合，セラピーが効果をもたなかったときはどうなるのだろうか．モデルが間違っていたと結論するかもしれないが，これはいくつかの理由で時期尚早である．セラピーの成功と失敗には数多くの要因，たとえば障害の重症度，刺激の選択やセラピー課題などが寄与する．セラピーの失敗は，ある程度は「障害は何か」という仮説によるかもしれないが，単にモデルの精度が問題を把握するには不十分な場合もある．たとえば，言語機能障害の診断に最もよく使われてきた「箱と矢印」型モデルは，臨床で用いられるセラピー技法のダイナミック

な側面を正面からは扱わない．もしセラピーが効果をもたないならば，その認知モデルか，それを修正したモデルを使って，再度基本的な障害について別の仮説を立てることになろう．モデルが使われるか否かにかかわらず，セラピーはこうした試行錯誤のアプローチをしばしばとるが，モデルの枠組みがあることで言語機能障害に対してより精緻な診断が可能になり，それゆえセラピーが障害に作用する確率は高くなるのである．

◎単語検索の機能的認知モデルに基づいた失名辞治療研究◎

失名辞治療の効果を検証する数多くの研究は，呼称に関する心理言語学的機能モデルに基づいてきた．1980年代の治療研究が検討した問題の一つは，呼称能力が意味セラピー semantic therapy と音韻セラピー phonological therapy のどちらから，より恩恵を得るのかということだった．呼称での単語検索は，単語が音韻的に符号化され構音される前に，少なくとも2つの段階——単語の意味（その意味表象）とその語形（単語の音韻的形態）の想起——が関与していることを思い出してほしい．健常者の発話における言い誤りや他の中断（たとえば，喉まで出かかっている状態）の研究から，これら2段階の1つあるいは両方の機能不全のために，単語検索が障害されることがわかっている．したがって，意味セラピーと音韻セラピーの効果に違いがあるかどうかを判定することとは別に，そうした効果は呼称障害の根底にある問題に関係しているのかという疑問がある（Nettleton & Lesser, 1991）．つまり，意味障害には意味セラピーを，音韻障害には音韻セラピーを対応させることがより効果的なのかという疑問である．表面的には，この問いに答えるのは簡単であるようにみえる．従来の考え方からすると，障害されている過程や表象を刺激する課題や素材を用いて，障害を直接的に治療対象とすることが最も効果的であると考えるかもしれない（Code & Müller, 1995）．しかし，この考え方は，言語を生むダイナミックな過程と，その過程がセラピーで用いられたさまざまな課題において果たす役割を考慮していない．

障害に応じたセラピー技法を考える必要があるのかについて検討した治療研究は，かなりの数にのぼる．Nettleton と Lesser（1991）は，3

つの異なる原因により呼称障害を示した 6 名の失名辞失語患者（意味障害 2 名，語彙-音韻障害 2 名，音素組み立ての障害 2 名）の研究を報告している．意味障害と語彙-音韻障害のある患者 4 名に対しては，その障害に応じたセラピーが行われた．音素組み立ての障害を示した患者 2 名には，意味に基づくセラピーは呼称障害の原因にかかわらず呼称能力に有益であるという仮説を検証するために，意味セラピーが行われた．その結果，障害に応じたセラピーを受けた患者 4 名は，障害に特に対応しないセラピーを受けた患者 2 名よりも，セラピー効果が大きかった．しかし，Nickels と Best (1996a) が指摘したように，これらの音韻に問題を示した患者 2 名で改善がみられなかったのは，セラピーが彼らの障害に対応したものではなかったせいなのか，彼らの障害があまりに重篤であったせいなのかは不明である．

◦意味障害に対する治療◦

意味処理過程の障害による失名辞のリハビリテーションには，いくつかのアプローチがある．ほとんどの言語モデルが，入力過程と出力過程の両方に働く単一の意味システムがあると想定している．意味障害は呼称にどのように影響するのだろうか．第 2 章で議論したように意味痴呆では，概念的意味知識のゆるやかな喪失が，単語産出システムの意味的支持の衰えを引き起こしているように思われる．失語症の場合，意味障害は典型的に処理過程における問題として特徴づけられ，意味表象へのアクセス障害，あるいは意味から語彙表象へのアクセス障害が含まれる．まず失語症に関係した意味処理過程の障害に対する治療アプローチを述べ，次に，意味痴呆のように概念的意味知識が障害された場合の失名辞に対するアプローチを述べることにしよう．最近の拡散活性化モデルの観点からは，前者は意味表象の活性化が弱いか，あるいはあまりにも速く減衰することによる問題であり，意味表象と結びついている基本的概念知識はおそらく保たれているとみられる．意味処理過程の障害は，意味表象の入力と出力の両方の活性化に影響し，結果として単語の理解と産出の両方の障害をもたらすかもしれない．したがって呼称障害に対する意味セラピーの多くは，意味を刺激するために，そして言語処理す

るのに十分な表象へのアクセスと表象の活性化を維持する能力を強化するために，入力と出力の課題を含んでいる．

　意味処理過程の障害を示した患者に対する意味セラピーの効果は，数多くの研究によって検討されてきた(Byng, 1993; Davis & Pring, 1991; Marshall, Pound, White-Thomson, & Pring, 1990; Nickels & Best, 1996a)．こうした研究で用いられた"意味的"課題は，意味的関連のある妨害刺激を使った音声単語/文字単語と絵のマッチング，絵に関する質問への「はい/いいえ」の応答と，絵を用いた意味カテゴリー分類を含む．こうした研究は，障害の原因が意味的か音韻的かにかかわらず，理解能力の訓練が呼称能力を改善させることを明らかにした．しかし，こうした知見から，意味セラピーがどのようなタイプの呼称障害に対しても改善をもたらす，と結論することはできない．なぜなら，こうしたセラピーは純粋に意味的なものではないからである．すなわち，意味を分析するための課題や意味処理過程を促進するために使われた課題は，しばしば音韻処理過程も必要とする．たとえば単語と絵のマッチング課題は，その意味に加えて単語の音韻処理を要求するのである．

　この時期行われた2つの研究は，単語の音韻表出を伴う場合と，伴わない場合の意味セラピーの効果を検討した(Drew & Thompson, 1999; LeDorze, Boulay, Gaudreau, & Brassard, 1994)．そこでは，呼称障害を治療するのに音声単語を使った理解課題と，使わない理解課題が用いられた．したがって，音韻処理過程を必要とする意味セラピー(理解課題)と，音韻処理過程を必要としない意味セラピーを比較することができた．こうした研究の結果は，意味処理過程と音韻処理過程の両方が必要とされたセラピーで，治療効果が最大限になることを示唆した．

　意味性呼称障害の治療に対する他の2つのアプローチは，ここで言及するに値する．1つは，意味特徴の訓練を用いたアプローチである(たとえば，Boyle, 2004; Boyle & Coehlo, 1995; Lowell, Beeson & Holland, 1995)．呼称されるべき特定の物に関する意味特徴の配列 matrix が，単語検索の手がかりとして用いられた．この手法は，個々の目標語の呼称を改善するだけでなく，他の単語を検索するストラテジーを患者が身につけるのを促進することも意図された．こうした目標どおり，

患者は訓練語の改善を示しただけでなく，訓練していない語への汎化 generalisation を示した．

Hillis(1991)は，"意味識別 semantic distinction"の訓練と名づけた，意味性呼称障害に対するリハビリテーション・アプローチを用いた．これは，意味表象が十分特定されていない状態の場合，効果をもつと考えられる．"十分特定されていない underspecified"という用語は，表象自体の質が低下していることを指す．しかし現在の情報処理モデルの用語を用いると，意味表象の不十分な特定を明らかに反映した言語パターンが生じるのは，表象の活性化が弱いか，またはあまりに速く減衰してしまい，他の類似した表象と競合する能力に影響を与えるためといえるだろう．この訓練は，ある物とそれに密接に関連した物の意味特徴の対比を含むため，患者に概念間の区別をだんだん細かくすることを促す．このアプローチは，意味障害を示した Hillis(1991)の患者だけでなく，意味から出力辞書へのアクセス障害に起因する呼称障害を示した別の患者でも有効だった(Ochipa, Maher, & Raymer, 1998)．

●概念的意味表象に影響する進行性神経疾患における失名辞治療●

意味痴呆と言語に影響する進行性疾患で，最初にみられる症状の一つは失名辞である．進行性意味機能障害の症例では，意味知識(意味記憶の内容)が障害される．これは，おそらく意味知識へのアクセス障害と考えられる，失語症における意味障害とは対照的である(Jefferies & Lambon-Ralph, 2005; Martin, 2005)．意味知識表象の衰えによる失名辞に対するセラピーは，単語の理解と表出を促進するために，必然的に損なわれていない形態音韻表象やエピソード記憶など他の記憶形式を利用することにかかっている．この領域の研究は不十分だが，変性疾患による言語機能障害に関連した失名辞に対する"治療"研究が最近報告されている．これらは，進行性疾患が言語システムに通常影響を及ぼすよりも，より長く患者がアクセス可能な語彙を維持できるようにさせることを目的とした研究である．認知症で何らかのセラピー効果がみられた単語検索訓練の方法には，時間差検索 spaced retrieval と誤りなし

学習 errorless learning がある(Grandmaison & Simard, 2003; Hopper, 2004). Reilly, Martin と Grossman(2005)は短期学習での大規模な復唱プライミング効果を検討したが，このアプローチ自体は効果がみられなかった．他の研究では，意味痴呆の症例が少し前に見た物品，絵，顔や単語を認知できることを実証したものがある(Graham, Becker, & Hodges, 1997; Simons & Graham, 2000).

　Graham, Patterson, Pratt と Hodges(2001)の研究は，意味痴呆の患者で進行性の呼称障害を示した症例 DM の経時的検討の結果，集中的練習とエピソード記憶の利用を組み合わせたセラピーにより語彙が維持できることを示唆した．DM は，Oxford English Picture Dictionary (Parnwell, 1977)を使って毎日6時間できるだけ多く練習すること(集中的練習)で語彙を維持することを試みた．さらに，有名人の写真と関連する名前(エピソード記憶)が掲載されている雑誌を読み続けた．Graham らは，この広範囲な語彙への接触と単語練習のために，カテゴリーによる語列挙(一定の時間内にできるだけある意味カテゴリーに属するものの名前を挙げる)で，DM の成績が改善したことを観察した．しかし DM は，この恩恵を得るために練習を継続する必要があった．彼の成績は，毎日の単語練習をやめると，直ちに低下した．Graham ら(2001)が結論したように，DM の単語学習は一時的なものであり，単語の十分な理解を反映したものではなかった．それでも，語彙が意味知識以外のエピソード記憶と知識システムを用いた方法を使うことで維持されるという観察は，研究をさらに行うに値する重要なものである．

　以上，こうした研究は，認知症における学習は概念知識によらない技能獲得に基づいていること，この学習はエピソード記憶(もし，それが損傷されていなければ)や知覚本来がもつ顕著な特性によって，さらに促進されることを示唆している．

◉出力辞書へのアクセス障害に対する治療◉

　単語検索障害は，意味から単語出力辞書へのアクセス障害によっても生じる．この問題の原因の一つは，意味からの信号の強度にあると考えられる．なぜなら，いくつかのモデルは，辞書 lexicon と意味の間のつな

がりは，入力過程と出力過程において共有されていると仮定するので，このつながりが弱まったために生じる理解と産出への影響は，障害の重症度により変化するのである．中等度の意味処理障害は，少なくとも臨床でこれら 2 つの能力を評価するのに一般に使われる課題では，理解よりも産出に影響するだろう．単語理解課題が 4 分の 1 選択による音声単語と絵の照合であるのに対して，産出課題は単一の概念を多数の可能性のある語形の一つと照合させることである．したがって，入力と出力にかかわる単一の意味システムにおける損傷は，障害の重症度と課題の性質のために入力経路と出力経路で異なった結果をもたらす (Martin & Saffran, 2002)．この種の障害には，意味から辞書への信号(活性化の広がり)を強化するセラピー方法が有効なはずである．

出力辞書のアクセスにおけるもう一つの問題は，単語表象自体が活性化したとき閾値に達しないか，あるいは音韻的コード化をするのに十分なほど長く活性化を維持できないことである．この種の障害は，これら表象のプライミングを含んだセラピーを受け入れやすいはずである．したがって意味から辞書への情報伝達に障害がある場合，それが意味活性化の広がりが弱いことによるのか，辞書自体の問題(語彙表象の弱い活性化)によるのかを見極めることが重要である．広範囲にわたる診断検査は，ある程度その障害を把握することに役立つ．しかし，意味表象あるいは語彙表象の強化を目的にしたセラピー・アプローチに患者がどういう反応を示すかによって，障害についての仮説は確証されたり，反証されたりすることにもなろう．

1993 年に Raymer, Thompson, Jacobs と Le Grand は，失名辞患者 4 名のセラピー・プログラムの結果を報告した．患者の失名辞は，音韻出力辞書への意味からのアクセス障害(呼称障害)と文字入力から音韻出力辞書へのアクセス障害(音読障害)に起因していた．より正確にいえば，3 名は中等度の意味障害による呼称障害で，1 名は音韻出力辞書の障害によるものであった．音韻セラピーの刺激は，30 枚の絵 2 セットが使われた．各セットは直接訓練される単語の絵 10 枚，訓練セットの単語と同じ韻を踏む単語の絵 10 枚，訓練セットの絵と意味的関連のある絵 10 枚から構成された．治療方法は目標語の自発呼称の試みから始

まる階層的キューが使われた．もし目標語の表出に失敗したら，韻律のキュー，語頭音キュー，単語の聴覚提示という3種類のキューが用意された．（どのキューであろうと）目標語が引き出されたら，患者は単語を5回復唱した．訓練セットの各目標語は，この方法により1つのセッションで2～3回訓練された．Raymerら(1993)は，訓練の達成基準を，連続した2つのセッションでの80%の正答率とした．もし，15セッションの訓練後もこの基準が満たされなければ，訓練は終了された．

　この治療では一律な結果は得られなかった．どの患者も訓練語を獲得できたが，15セッション内で基準の正答率に達したものはいなかった．意味と音韻が類似した各セットへの汎化が，2名の患者でみられた．しかしRaymerら(1993)は，これら非訓練語セットでの具体的な正答率には言及していない．汎化という結果は期待できるものであるが，訓練語と無関連な統制セットがなかったために，訓練語と非訓練語に特定の関係があるかどうかその役割を評価することは難しい．Raymerらは，目標語の音読と書字も評価しており，2名の患者で汎化がみられたと報告している．最終的に，どの患者も正しい呼称の達成基準には至らなかったが，治療効果は4名の対象患者すべての誤反応パターンの変化で明らかだった．治療後，患者1では解釈できない反応，患者2では無反応，患者3では意味性誤反応，そして患者4では保続的反応が減少した．このような詳細な誤反応の検討は，たとえ変化が必ずしも正しい表出で明らかとならなくとも，治療による変化の適切な証拠を提供する．

●音韻障害に対する治療●

　呼称障害には，主として音韻符号化の段階における障害に起因するものがある．語彙の意味的活性化はうまくいくが，単語の音韻選択か音韻配列における障害，あるいはその両方の障害がみられる．こうした障害の治療は，音読，復唱，呼称という課題によって，単語の発音を繰り返し練習することが重要視されてきた(Miceli, Amitrano, Capasso, & Caramazza, 1996)．他のアプローチでは，語頭音や音節の数の判断を求める課題を使って，単語の音韻構成に対する認識を高めることが重視された(Robson, Marshall, Pring & Chiat, 1998)．どちらのアプローチも

改善をもたらし，非訓練語への汎化が多少みられる結果となった．

キューによる技法

累積的音韻キュー[16]も，単語の音韻検索を改善するために使われてきた(Greenwald, Raymer, Richardson, & Rothi, 1995; Hillis, 1993; Raymer et al., 1993)．これは，キューなしで呼称をしてもらい，不成功だった場合，音韻情報を段階的に増やして音韻キューを提供する方法である．音韻キューによるアプローチは，意味障害あるいは音韻障害のある患者に何らかの効果を示すが，少なくとも数名の患者では意味治療よりも効果は小さいと主張されてきた(Hillis, 1998)．

音韻キューよりも，より意味的性質をもつ別のキューによるアプローチに，個人的キュー personalised cueing の技法がある．これは，Marshall と共同研究者らによって開発されたものである(Freed, Celery, & Marshall, 2004; Marshall, Freed, & Carow, 2001)．その主な目的は，失名辞患者が自ら作った単語キューで，単語検索を促進できるようにすることである．臨床家は，ある特定の物品(や行為)の名前と何らかの個人的経験との結びつきによって関連づけられた単語(や概念)を，患者と協力して見つけるのである．したがって訓練では，この個人的キューが与えられ，患者がこうした名前を検索する練習を助けることになる．このアプローチは他のキューによる方法と異なり，個人的な方法で単語を想起させるので興味深い．この点は，セラピーにおける患者の参加をうまく動機づけることに役立つかもしれない．

個人的キューは，意味処理の深さを強めるため，音韻キューよりも効果が長く持続しそうである．この点についての研究は少ないが，これまでの結果は，それが正しいことを示唆している．Marshall ら(2001)は，失語症患者 30 名を対象にした研究で，犬という単語の下位カテゴリーになる名前(＊訳者による例：柴犬，プードル)を学習し想起する実験を行い，この方法を音韻キューと比較している．呼称は，訓練完了から

---

[16] 原著では phonological cueing hierarchies 階層的音韻キューだが，これは cumulative cueing, incremental cueing, progressive cueing と呼ばれる技法と同じ内容を指している．この技法は，拙書『臨床失語症学』(2001)で，累積的音韻キューとして紹介した．用語統一の観点から，ここでもそれを用いることとした．

1週間後，1か月後，6か月後に評価された．結果は，音韻キューよりも個人的キューの方法が，呼称正答率が有意に高くなった．Freedら（2004）は，臨床で一般に使われる線画を素材にしてこの方法を実施した．これは，失語症患者3名における個人的キューと音韻的キューの効果を長期間にわたり比較した研究で，訓練しない統制条件も含まれていた．訓練3か月後までの評価では，音韻的キュー条件や統制条件よりも，個人的キュー条件での呼称正答率が有意に高くなった．

コンピュータによるキュー・プログラム

失名辞治療でキューによる技法を使った研究には，近年コンピュータ・プログラムによるキュー・システムを採用したものがみられるようになった．BruceとHoward（1987）が採用したコンピュータによるアプローチは，文字と音を結合することによって，患者自身が生成するキュー self-generated cue を使うのを促進させることを目的としたものであった．このプログラムは，語頭音による呼称の促通効果を示した失語症患者5名に施行された．それを使うと全員が，訓練語と非訓練語の両方で呼称に改善を示した．さらに，このキュー・プログラムなしで呼称できるようになった患者が1名いた．このプログラムは後に，単語検索の障害がより重度で，文字の知識が制限されていた患者でも成功している（Best, Howard, Bruce, & Gatehouse, 1997）．認知上の制約にもかかわらず，この失名辞治療は非常に成功し，この患者はキューの助けがなくとも訓練語と非訓練語の両方で呼称が改善した．

コンピュータによる音韻キュー・プログラムを用いた他の呼称研究に，Fink, Brecher, Schwartz, & Robey（2002）によるものがある．実験ではMoss Talk Wordsプログラム（Fink, Brecher, Montgomery, & Schwartz, 2001）が使われ，臨床家が終始指示を出した訓練と，部分的に患者自身が訓練を行った場合の2条件で，累積的音韻キュー効果が検討された．対象は，音韻に起因する中等度から重度の呼称障害を示した患者6名である．第一の訓練条件の対象者3名は，臨床家がキューの選択を助けフィードバックをする週3回の訓練を受けた．第二の訓練条件の対象者3名は，部分的に患者自身が生成するキューを臨床家

と練習する訓練に週1回参加した．そのセッションでは，第一の条件と同じ方法で臨床家が累積的音韻キューの使用を指導した．この条件の対象者は，別の2セッションで，累積的キューに従うという説明を受けて訓練プログラムを個別に練習した．この訓練プログラムでは，一律の結果は出なかった．各グループの2名の患者で訓練語の呼称成績が改善し，6週間その改善が持続した．非訓練語への汎化は，患者間で異なった．

また，意味と音韻の両方のキューを提示するコンピュータ・プログラムもある．Van Mourick と Van de Standt-Koenderman(1992)は，そうしたプログラムの一つで「マルチ・キュー Multicue」と呼ばれるものの効果を失語症患者4名で検討した．「マルチ・キュー」は，いろいろな意味キューと音韻キューを提供し，セラピーに参加している患者自身が，どのキューが最も効果的であるかをわかるようにするものである．治療を受けた4名の失語症患者のうち，3名が呼称の改善を示した．

Doesborgh, Van de Standt-Koenderman, Dippel, Van Harskamp, Koudstaal, と Visch-Brink(2004)は，これと同じキュー・プログラムの効果を失語症患者18名で検討した．8名の患者がこのプログラムで訓練を受け，10名は訓練を受けなかった．訓練の前と後における Boston 呼称検査成績が，訓練効果の評価に使われた．訓練を受けた8名全員は呼称成績が上がったが，訓練を受けないグループはわずかな改善を示したにすぎなかった．全体としては，2つのグループで平均改善率の相違は有意とはならなかった．

◎単語検索障害の治療アプローチにおける研究動向◎

前述の研究レビューから，障害と治療タイプの明らかな関係を示唆する強力な検証結果はないと指摘できる．いまだ解明に至っていないが，この問題をさらに探究することはぜひとも必要である．それにはいくつかの理由がある．この領域の発展が遅れた要因の一つは，これまでの症例研究が，対象患者の意味と音韻の評価において厳密さが異なることである(最近の研究ではより徹底するようになっている)．この評価における一貫性の欠如のため，症例研究を比較することが難しいのである．治

療研究の大部分は，単一あるいは複数の症例研究において行われる．単一症例研究のアプローチの場合，対象者の言語能力の徹底的分析という方向に進み，言語処理過程モデルの範囲内で障害のより正確な解釈をもたらした．他方，多数の症例研究から蓄積されたデータは，多様な診断と治療課題の統合を必要としている．類似してはいるが多少違う治療課題や診断手続きを使った複数の症例研究から，データの統一した解釈を引き出すことは，うまくいったとしても難しい．この問題は，研究者たちがより多く追試し，診断とセラピーの手続きを研究間で統一しようと努力しているため，徐々に解決されてきている．さらに昨今では，臨床分野で「証拠に基づく治療 evidence-based treatment」を用いることがますます重要視されている．治療アプローチは，その効果を測定してきた研究によって高い水準を保持している．これまで行われてきた単一および複数の症例研究は，治療に対する反応パターンについて仮説を立てることに生かされ，その仮説は今度は大規模な臨床実験研究でさらに検討できるのである．

臨床研究では，治療課題 treatment task の批判的分析と，語彙アクセスに対する治療課題で予想しうる効果を考慮する必要性にも関心が寄せられている．ある特定の課題は，どのようにして意味過程あるいは音韻辞書へのアクセスを刺激するのか？ 質問に対して応答する課題は，表象が活性化するレベルと単語検索ネットワークの活性化による情報の流れ方に関して，復唱のプライミング課題とは非常に異なる．セラピーに使われた方法の綿密な課題分析は，損傷したシステムでのセラピー効果を理解するために本質的なことであるが，この種の分析—セラピーの"やり方"—が，セラピー研究に組み入れられることはまれである(Horton & Byng, 2002)．

これに関連して，意味過程あるいは音韻過程の刺激が，障害されたシステムと同様に障害されていないシステムにおいて，意味表象と音韻表象へのアクセスにどのように影響するのかについて理解を深める必要がある．治療研究の指針に使われた認知モデルは，治療技法のダイナミックスと，健常な脳領域と損傷された脳領域との相互作用(Basso & Marangolo, 2000; Hillis & Heidler, 2005)，新しい情報や喪失した情報を

再学習することに関する問題(Huber et al., 1993),あるいは注意や短期記憶などの他の認知過程が,どのように単語検索を可能にする言語学的過程とともに機能するのか(Martin, Laine, & Harley, 2002),といった問題に焦点を当てることはしてこなかった.治療のダイナミックスにおけるこうした要素,課題の構成要素,セラピーの内容(意味,音韻),そして障害の性質が,系統的に研究される必要がある.現在,失語症研究者の間でも,この必要性が認識されている.次節では,セラピーを"どのように"行うのかという側面に焦点を当て始めている最新の研究について検討する.

セラピー指針のための認知モデルの利用2：どのように障害を治療するのか？

現在までのところ治療研究の多くは,言語機能障害をどのように治療するのかという問いに,申し分なく取り組むまでには至っていないが,この研究方向の将来について楽観的である理由が十分ある.現在,言語のコンピュータ・モデル(たとえば,Dell & O'Seaghdha, 1992; Plaut, 1996)や,短期記憶のような他の認知能力のコンピュータ・モデル(たとえば,Gupta & MacWhinney, 1997)があり治療で意義のある学習ダイナミックスについての仮説を検証するのに使われている.したがって,失語症の呼称障害に対する実験研究は,単語検索を制御するダイナミックな過程に,より焦点がおかれるようになった.最近は,学習ダイナミックスと,"誤りなし"学習 errorless learning と"誤りの多い"学習 errorful learning では,どちらによる学習の保持が良好なのかについて関心が高まっている.学習過程で誤るのを最小限にする"誤りなし"の学習テクニックは,記憶障害の治療で多少の成功を収めている(Wilson, Baddeley, Evans, & Shiel, 1994).実際に失語症で"誤りなし"の訓練を行うことは難しいが,近年,言語機能障害の治療にこうした方法が適用されてきている.結果には,多少ばらつきがある.Maher ら(2002)は,文産出障害の治療で"誤りなし"と"誤りの多い"アプローチを比較し,どちらも比較的効果があったと報告している.Fillingham, Hodgson, Sage

と Lambon-Ralph(2003)は，単語検索障害のセラピーに適用し，両方法とも等しく効果的であったという結果を得ている．失名辞治療の最近の研究は，時間差検索 spaced retrieval(SR)と呼ばれるアプローチの有効性を検討している(Fridriksson, Holland, Beeson, & Morrow, 2005)．SRは，目標語の検索を促進するために"誤りなし"学習の方法を用い，単語の促進刺激と想起 recall の間の時間間隔を徐々に長くしていくものである．この方法は，(前述したような)より伝統的な累積的音韻キューと直接比較された．結果は，SR の技法が累積的音韻キュー・アプローチよりも，改善とその維持に良好であった．この訓練課題には，呼称の改善に貢献することができる 2 つの重要な要素(誤りなし学習，そして目標語の提示と想起の時間間隔の長さ)がある．このようなデータから，各要素が呼称の改善にどの程度貢献しているのかを決定することは困難である．

こうした研究はいまだ数少なく，「誤りなし学習」対「誤りの多い学習」が最も効果的になる条件に関して，さらに検討を重ねていかなければならない．「誤りなし学習」は，短期記憶での情報の保持を促進する間隔のあいた再生(SR)のようなテクニックと組み合わせれば，最も効果的となる可能性がある．また，「誤りなし学習」の効果は，学習される素材の種類により異なるかもしれない．音素配列の検索とその構音は，集中的練習から効果が得られる運動能力の一部であるため，音韻能力の修復は，「誤りなし学習」による効果があるかもしれない．一方，語彙−意味処理過程における能力の修復は，意味特徴分析による治療のように，より"努力のいる"学習アプローチを必要とするかもしれない(たとえば，Boyle, 2004)．前述したように，このアプローチは，ある概念の意味的関連を学習者に生成させようとするもので，おそらくこれは，より深い処理と多くの概念特徴の弁別を刺激する．

治療方法のダイナミックな効果に焦点を当てるもう一つの研究分野に，"制限−誘発セラピー constraint-induced therapy"(CIT, Pulvermüller et al., 2001; Taub, 2002)の効果についての最近の研究がある．この方法は，初め運動障害の治療に使われた(Taub, Uswatte, & Pidikiti, 1999)．それは，患者に障害のある手足を使って運動させるために，良好な手足の使

用が制限されるのである．失語症の言語セラピーに適用する場合，音声言語によるコミュニケーションを最大限使用し，非言語的コミュニケーションの使用を最小限にするような治療環境が作られる．このアプローチは，失語症患者にとって特に難しい発話/言語行為の集中的練習を強調するものである．CITによる失語症治療は，ある程度の成功がみられ(Pulvermüller et al., 2001)，現在活発な研究領域となっている．

処理過程のダイナミックな性質はまた別の研究領域で，そこでは言語処理過程の"やり方"に焦点が当てられる．いくつかのモデルは，単語検索は活性化しにくいという問題をもつと仮定する(Warrington & Cipolotti, 1996)．すなわち，意図した言葉とその近接した語彙の間の意味的関連性は，検索における干渉を引き起こす．それは，目標語に繰り返し曝されることで増大する．その問題は，増大した抑制であるという指摘もある(たとえば，Schwartz & Hodgson, 2002)．他の研究者は，短期記憶バッファーの役割と，このバッファーの容量の制限によって単語検索障害が影響を受ける可能性を強調する(R. Martin et al., 1999)．最近のいくつかの研究は，単語と文章あるいは，いずれか一方の理解と産出の改善を後でもたらすであろう，聴覚−言語性短期記憶を改善することに焦点を当てた治療アプローチを検討している(Francis, Clark, & Humphreys, 2003; Majerus, van der Kaa, Renard, Van der Linden, & Poncelet, 2005)．こうしたアプローチは，単一の単語と複数の単語処理課題を支えている共通の活性化過程を想定しているモデル(たとえば，Martin & Gupta, 2004)や，言語性短期記憶を言語処理過程から切り離したものとしてみるモデル(Vallar & Baddeley, 1984)に基づいている．

こうした最近の研究は，治療研究での焦点がセラピー内容の決定から，治療過程のダイナミックスを理解するものへと変わり始めていることを示唆する．この変化は，語彙アクセスに含まれる処理過程のダイナミックスについて仮説を検証できるコンピュータ上に例示されたコネクショニスト・モデルが利用できるために促進されてきた．

●コネクショニスト・モデルと失名辞治療●

言語と他の認知機能に関するコネクショニスト・モデルは，治療研究

に何を提供するのだろうか．これに答えるためには，言語システムを計算論的仕組みとしてとらえるのが助けになる．脳卒中による言語機能障害は，損なわれた計算論的能力を反映しているといえる．言語能力を改善するための直接的な刺激法は，こうした損傷した計算論的能力に対する刺激を含む．治療のモデルが，言語が計算される際の特徴について仮説を立て検証することは不可欠である．コネクショニスト・モデルは計算論的に例示されるので，これを正確に行う可能性をもっている．第1章で述べたように，コネクショニスト・モデルは，言語システム内における情報の流れのパラメータを定義し，それによって言語処理過程の計算論的操作のダイナミックスを説明しようとする．治療に関与する問題への認知モデルの応用は緒についたばかりであるが，これまでコネクショニスト・モデルは言語処理過程の多くの側面を解明するのに使われている．そうした研究には，単語アクセスのメカニズム(Dell, 1986; Harley, 1984; Levelt et al., 1999; McNellis & Blumstein, 2001; Plaut & Booth, 2000; Rapp & Goldrick, 2000; Ruml & Caramazza, 2000)や，単語認知(McLeod, Plaut, & Shallice, 2001)，単語表出における系列的順序のメカニズム(Vousden et al., 2000)，より最近では人間における構音メカニズム(Kello & Plaut, 2004)がある．

　計算論的モデルは，語彙アクセスの障害(たとえば，Dell et al., 1997; Gotts & Plaut, 2002; Miikkulainen, 1997)と意味記憶障害(たとえば，Lambon-Ralph, McClelland, Patterson, Galton, & Hodges, 2001)の性質に関する私たちの現在の理解に貢献してきた．いくつかの研究では，計算論的モデルが，脳損傷後の言語機能回復の根底にある可能なメカニズムを検討するために使われている(Martin et al., 1994; Martin et al., 1996; Plaut, 1996; Schwartz & Brecher, 2000)．治療分野では，コネクショニスト・モデルが，言語学習の仮説(Plaut & Kello, 1999)と単語学習における短期記憶の役割についての仮説(Gupta & MacWhinney, 1997)を提起している．加えて，プライミングのような治療課題で活用される処理過程を検討するのに，計算論的モデルを使い始めている研究者(Plaut & Booth, 2000)や，語彙アクセスにおける意味的あるいは音韻的に関連した単語でのプライミング効果を干渉したり促進したりする

ことについて，予測を立てている研究者もいる(Martin, Fink, Laine, & Ayala, 2004b). 以下では，最近の研究を2つ取り上げて，こうしたモデルがどのようにセラピーの理論的基礎となりうるのかを示したい.

学習の汎化は，どのようにして最大限にできるのか？

失名辞治療に関して特に重要な研究が，Plaut によって1996年に報告された. 彼はコネクショニスト・モデルを使って，読みの処理過程の異なった側面が損傷された後の音読の再学習を検討し，それがある表象から別の表象へのマッピングにおいて，構造(ある表象と別の表象の間の対応関係＊訳者注)の規則性に強く影響を受けることを実証した. 使われた計算論的ネットワークでは，文字と意味の間のマッピングは単語の意味構成 semantic organisation によって決定された. これは，もし訓練語のセットが，訓練語と非訓練語の単語セット全体の意味構造を代表するものであれば，非訓練語への汎化が期待できるということである. Plaut は，概念の典型性 typicality すなわち，その意味カテゴリーの中核的特質への近接性が，単語の意味構造の計算に影響する変数であるという考えを提案した. 彼の実験結果は，失名辞リハビリテーションに関して2つの重要な知見をもたらした. 第一に，再学習率と汎化の程度は，モデルの損傷部位(意味処理過程の損傷なのか，音韻過程の損傷なのか)によって変化する. 第二に，これが汎化の問題に最も重要なのだが，非典型的な意味カテゴリー・メンバーと典型的な意味カテゴリー・メンバーの両方を訓練することが，典型的なものだけを訓練するよりも非訓練語に対してより汎化がみられる. Plaut は，これは非典型的な意味カテゴリー・メンバーが，典型的なメンバーよりもカテゴリーの意味構造と中核的特質に関してより多くの意味情報を提供するためであるという説を唱えている. 一見，彼のこの主張とシミュレーションの結果は，直観に反するようにみえる. なぜなら，単語検索障害のセラピー・プログラムでは，典型的で親密度の高い単語が使われるのが一般的だからである. Plaut のモデルを用いた洞察は，通説に反するかもしれない学習に対するアプローチを，計算論的モデルがいかに示唆し根拠づけることができるかの一つの例である.

非訓練語への汎化における典型性の効果についての Plaut の説明は，Kiran と Thompson(2003)によって実験的に検討された．彼女らは Plaut の発見を"意味的複雑性 semantic complexity"による説明と呼び，単語検索に問題のある場合の訓練には，意味カテゴリーで最も典型的特徴を代表するものを使って訓練するよりも，意味カテゴリーの非典型的な例と典型的な例のセットを使ったほうが，より汎化すると予測した．彼らは，この仮説を失語症患者 4 名で検証することができた．十分な数の典型的メンバーと非典型的メンバーが特定できる意味カテゴリーだけを使って，注意深く統制した実験が行われた．最終的に訓練に使われたのは，鳥と野菜の 2 つのカテゴリーであった．この研究の結果は，意味カテゴリーの非典型的メンバーと典型的メンバーを訓練することが，典型的メンバーだけによる訓練よりも，汎化がもたらされるという仮説を支持した．したがって原則として，この計算論的予測は，脳損傷後に再学習する患者において，訓練効果をいかに最大限にするかについて有益な助言を提供しているように思われる．将来の研究で，他のカテゴリーを用いてこの効果を追試し，また物品呼称とは異なったモダリティで，この効果がみられるかどうかを検討することが重要となろう．

単語検索能力の回復におけるプライミング効果

　Dell と O'Seaghdha の相互活性化モデルは，治療方法に復唱プライミングを用いた一連の研究の枠組みとして近年使われてきた(Laine & Martin, 1996; Martin, Fink, & Laine, 2004a; Martin et al., 2004b; Renvall, Laine, Laakso, & Martin, 2003; Renvall, Laine, & Martin, 2005)．このモデルによる 2 つの予測が，文脈プライミング contextual priming を治療方法として使ったいくつかの研究で検討されている．文脈プライミングは，互いにプライミングされる単語の関係性(意味的，音韻的，無関連)によって定義された文脈の組み合わせにおいて，単語の復唱プライミング repetition priming を利用する．相互活性化モデルは，語彙-意味過程に障害をもつ場合，音韻過程に障害のある場合よりもプライミング効果は小さいと予測する(Martin & Ayala, 2004)．これは復唱が意味表象にアクセスすることなく処理できるので，結果として

復唱はこうした処理過程を効果的に刺激しないと考えられるからである（たとえば，超皮質性感覚失語にみられる良好な復唱と不良な理解）．これまで，この予測は上述したように，Laine, Martin と彼らの共同研究者によって支持されてきた．すなわち，意味処理過程が比較的保たれている患者は，意味障害のある患者—たとえ，音韻過程の能力が比較的保たれている場合でも—よりも，意味表象を使う復唱プライミングからより恩恵を得ると思われる．この仮説を確証するためには，主に意味障害か音韻障害がみられる患者を対象とした症例研究がさらに必要である．

相互活性化モデルの第二の予測は，文脈プライミングを用いた短期記憶を促進する研究において検討された．Martin ら（2004b）はこのモデルの仮定に基づき，顕著な復唱プライミングは呼称における即時干渉 immediate interference の結果であり，短期記憶の促進の結果ではないという仮説を立てた．Martin らは単語検索障害のある失語症患者 11 名を対象に，呼称における文脈プライミングの即時効果と短期記憶効果を調べた．この予測は，プライミング施行直後に得られたプライミング効果の 2 回の測定と，プライミング・セッション終了の 5 分後に得られた短期記憶効果の 1 回の測定で支持された．1 人の患者を除き，即時干渉が認められた．無関係な文脈と比較すると，訓練セット内からの干渉（文脈的誤り）の割合が高くなり，関連した文脈における正答率が低くなった．対照的に，プライミングから 5 分後に施行した呼称テストは，少なくとも 1 つの文脈条件で全被験者における呼称が促進されたことを示唆した．これは，臨床的かつ理論的に興味深い．この干渉から促進へのシフトは，臨床と研究の両方において学習を評価するためには，訓練後のテストに一定の時間が必要であることを示唆している．さらにモデルを用いて解釈すると，2 つの効果は，短期プライミングの活性化（干渉）と短期の学習（促進）を反映する結合強度における変化によると考えられるかもしれない．

今後の展望

本章で取り上げた治療研究は，治療方法がいかに学習に影響するかに

焦点を当てた新しい研究が，緒についたことを示すものである．この研究領域では，損傷していない脳と損傷した脳における情報処理過程と情報学習のダイナミックな側面をモデル化できるため，さらに成果が上がっている．また神経の可塑性に対する私たちの理解は，近年増大している．この研究領域の進歩により，脳はかつて考えられていたよりも"可塑性"があり，実際に行動上の機能的回復を図るための治療で用いた刺激に反応できることが示唆されている．皮質を灌流する血流の研究における最近の進歩は，重要な神経細胞に十分な血流が行き届かない（低灌流 hypoperfusion）と，言語機能が影響されることを示している（たとえば，Hillis et al., 2001）．加えて，この研究領域での刺激的成果には，かなりの症例で灌流が低下していた神経組織への再灌流によって，言語機能が回復することがあるという知見もある（Hillis et al., 2002a）．こうした進歩に導かれて，治療のタイミング，治療期間と治療頻度の効果に関する臨床研究がなされるだろう．これに関連して最近は，通常の行動学的セラピーと同時に行われる薬理学的治療に関心がもたれている．Small（2004）は，神経回路に対する薬理学的治療の直接的，間接的メカニズムとその失語症セラピーへの示唆についてすばらしい文献検討をしている（Hillis & Heidler, 2005 も参照のこと）．目下，最も効果的な薬理学的アプローチは，行動学的セラピーを伴ったものであるように思われる．しかし，この研究領域は初期段階にあり，生理学的治療による恩恵の可能性について，さらに研究を深めなければならない．

　総括すれば，私たちは今，失語症リハビリテーションが初めて行われたとき，Luria と他の研究者たちによって出された問いに答えるための道具を手にしている．当時，回復に伴う神経学的変化についての原理が提案された．今日では，脳血流の灌流をみる技術の利用や，薬理学的治療に関連した変化を観察することで，こうした変化がいかに神経レベルで生じるのかについて観察できる．さらに，神経学的機能と認知に関する計算論的モデルを，神経学的レベルと行動学的レベルでの変化のパターンを予測するために使うことができるのである．

本章の要約

　本章では，認知モデルに基づく呼称障害へのアプローチの厳密な評価，今日までの研究の成果，そして治療のダイナミックスについての疑問に取り組もうとするコネクショニスト・モデルの可能性について論じてきた．障害に基づく治療アプローチの研究は，数段階を経て発展してきた．初めの段階では，回復がどのように起こるかについての直観と原理に基づいた治療アプローチが考案された．その後言語の認知モデルが導入されると，セラピーにおいて何を治療するのかを診断するための，より正確な方法が失名辞治療にもたらされた．さらに，計算論的認知モデルの出現と神経科学の発展により，失語症リハビリテーションの研究領域は，治療方法がいかに神経学的構造と行動学的機能に作用し影響するかについて，理解する方向へ向かって動いているのである．

第6章 結論と将来の方向

　最終章では失名辞研究が今どこにあり，次にどこにいくべきかを考えて巻を閉じたい．ここ数十年間で，呼称とその障害の神経-認知に関する知識が非常に拡大したことは，疑問の余地がない．単語産出のダイナミックス，意味記憶の構造，失名辞治療法の選択についてのさまざまな実りある論争にみられるように，この研究領域は成長し続けている．このような問題を検討することを通じて，今後もこの領域は発展していくはずであり，それは単語産出のメカニズムとその障害，診断，効果的治療についてのより深い理解をもたらすだろう．

　現在の呼称モデルによれば，健常者の場合，即座に（しばしば1秒以下）なじみのある物や出来事を名指すとき，目標語に関係する情報が長期記憶から整然と検索される．ほんの一瞬の間に検索され計算されるのは，目標語の種々の心的表象—本質的に感覚的な特性（目標語が視覚的モダリティにより知覚される場合，視覚特徴パターン），意味，音韻や韻律構造に対応する音韻出力形態，そして口頭表出に必要な音声-構音プログラム—である．その検索過程は，正常な呼称であっても，産出されるよりもかなり多くの表象が活性化される複雑なものである．言い換えれば，呼称は競合する語彙候補からの選択を伴う．さらに，単語産出の意味レベルと音韻レベルの間には相互作用があることが検証され，単語処理過程のダイナミックで確率論的な性質がますます明らかになってきている．

　また，失名辞患者の認知神経心理学的分析によって詳細に説明されてきたように，単語産出に困難を示す左半球損傷患者においては，呼称の主要な処理段階のどこが障害されているのか推察することができる．したがって，語彙-意味，語彙-音韻，音素組み立てにおける問題に起因した語彙の産出障害と，音声障害を区別することは可能である．この区別は粗いが，治療計画のようないくつかの目的には有益である．呼称過程

の処理段階に対応した障害が独立して観察されるのに加えて,呼称障害は単語の意味カテゴリーや統語カテゴリーのほぼ選択的な障害を含む場合もある.これらカテゴリーに特異的な障害の性質には議論があり,したがって意味-統語情報の基礎をなす脳組織について明確な結論を出すことはできない.

呼称障害の神経学的対応関係に関して,病巣研究,皮質刺激実験と機能的神経画像研究からは,単語産出に関与する解剖学的に広範なネットワークがあることが示唆される.ほとんどの人の場合,このネットワークは主に左半球に局在しており,それは後方と前方の大脳皮質構造と,これらの領域とつながっている重要な白質部分で取り囲まれ,その主要な構成要素のいくつかは左側頭葉機能と関係している.このネットワーク内の可塑性は,失名辞の自然治癒や失名辞患者で得られた治療効果によって示唆される.しかし,この可塑性を導くダイナミックスは,まだよくわかっていない.

単語産出と失名辞に対するよりダイナミックな視点に向けて:コンピュータ・シミュレーションへの期待

認知神経心理学的アプローチは,呼称過程とそれがどのように障害されうるのかに関して,私たちの現時点での理解に大きな影響を与えた.それは,患者の呼称障害を分析し解釈する基本的方法を提供した.失名辞の認知神経心理学的説明は,主に"箱と矢印"型モデルを用い,機能的レベルで記述したものであった.しかし正常な呼称過程の研究と同じように,失名辞理解の進展には,"箱と矢印"型モデルの仮説を使ってどこが障害されているかを解釈する以上のことが必要とされる.たとえば,意味的に障害されていない失名辞患者が呼称で意味性の誤りをするというパラドックスは,呼称のダイナミックな側面,特に語彙選択での意味と音韻レベル間の相互作用についての詳述を要求する.したがって正常な呼称研究と同様に失名辞研究にとって,理論的発展は計算論的モデルにおける進展にかかっているといえる.呼称と失名辞の計算論的モデルによって,呼称のダイナミックな側面を反映する実験データを手に入れ

ることができるし，実際それに挑むべきなのである．そうしたデータをコンピュータ・シミュレーションすることにより，理論に基づいた予測を検証することができる．

　第5章で指摘したように，モデルを用いた研究は，失名辞セラピーの複雑な問題も俎上に乗せ始めている．そこでは呼称に関する定性的モデルの不備が実にまぎれもない問題点であるが，この研究はまだ初期段階にある．呼称と失名辞に関する計算論的モデルのさらなる洗練は，これからも継続していくにちがいない．結局，私たちにできることはモデルの誤りを立証することだけで，永久不滅なモデルを用意することなどできないのである．

呼称，失名辞と脳機能：さらなる深化

　過去10年間で，言語処理過程のような認知機能が脳内でどのように実行されているのか，という関心が復活してきた．この関心の再喚起は，機能的神経画像技術の発展が誘因となっている．その技術は，言語や他の認知能力の行動学的検査とそれを実施中の脳内の活動に関する画像研究を，研究者が結びつけることを可能にした．この行動学と神経学の"融合"は，ある面で行動と構造を結びつける19世紀の成果を最新のものにすることである．しかし，それ以上にこれは損傷から脳がどのように回復するのか，そして脳は訓練にどのように反応するのか，つまり脳はどのように機能を再学習するのか，というさらなる質問に答えるものである．

　現在，脳-行動研究の方法は，伝統的な損傷研究から機能的神経画像法や皮質刺激法まで勢ぞろいしている．これまでみてきたように，こうした研究方法が提供した単語産出の神経基盤に関する結果は重なり合っているが，その重複は部分的にすぎない．種々の刺激，実験デザイン，被験者と方法に固有の特性に関連したいくつかの要因が，この結果の相違を説明するかもしれない．呼称とその障害の神経学的相関に対しては，どんな方法も一長一短があるため，複数の方法論によるアプローチをとることがより一般的になるよう期待される．脳-行動の因果関係の推論

には，頭蓋を透過する磁気刺激法が PET や fMRI を補完するものとして特に注目されるであろう．なぜならそれは原理的に，認知過程の一時的中断を空間的(頭蓋上の位置)かつ時間的(呼称過程の時点)に意図的に操作できるからである．

　脳-行動関係を研究する方法を検討する際，研究デザインは認知研究によって導かれることに留意すべきである．認知研究は，呼称と失名辞に関する病巣研究，皮質刺激と機能的神経画像研究のための理論的枠組みを提供する．したがって画像研究の妥当性は，その研究が採用した呼称の認知的構造 the cognitive archtecture が適切であるかどうかに強く依存する．では理論的モデルは，呼称に割り当てられた"自然な建造物のかたまり"を同定するのに成功するだろうか．たとえば単語産出における意味検索と音韻検索の相互作用を仮定するならば，一般に PET や fMRI 研究で使われている基本的な減法テクニック(統制条件による活性化が実験的条件による活性化から引き算される)は，こうした処理段階に関係する脳構造を，完全にかつ適切な形でそれだけ取り出すことはできない．代わりに，皮質間の相互作用効果が探索されるべきなのである．

　第 3 章で論じた呼称と相関関係にある脳は，巨視的レベルの説明を代表している．脳を覆う皮質は，皮質コラムという複雑な層構造をもっているが，現在ほとんどの画像法の空間的解像度は，このレベルに達するには不十分である．したがって現在のデータは主として数多くの下位ユニットの振る舞いが累積されたものを表している．そしておそらく空間的(そして時間的)解像度が不十分であるために観察できない，いくつかの機能的特殊性を示している．さらに記憶と学習は，多くの神経伝達物質によって調整されているシナプスの活動と強く関係しているが，呼称のような認知的行為における局所的皮質の神経伝達物質の活動を，オンラインで記録することはまだできない(ただし Aalto, Brück, Laine, Någren, & Rinne, 2005 参照のこと)．最後に，中枢神経細胞には強い相互作用があるため，研究における焦点は，個々の脳部位の機能的特殊性から解剖学的に広範囲に及ぶ機能的ネットワークに関連する活動へシフトすることが求められている．こうした要点は，機能的神経画像研究で

の大きな発展にもかかわらず，まだ道は長いという事実を私たちに突きつけている．

文脈における単語産出

　言語は，統語的に構造化された発話に基礎をもつ複雑な対人コミュニケーション・システムであり，ジェスチャーのような言語以外の次元も含んでいる．このため本書で取り上げている単独の単語産出とその障害に関する研究と，言語機能との関連性に疑問をもつ読者もいるかもしれない．発話は時系列的に展開し，語彙項目の検索，文型への挿入を必要とするが，文脈における単語産出は，独立した単語の呼称とは多くの点で異なることは明白である．言い誤りと実験的プライミング研究によって裏づけられたように，連続発話での単語検索は，コミュニケーションの文脈および概念的・言語学的文脈に影響を受ける．ワーキング・メモリーの必要性は，単独の単語産出よりも会話の場合において非常に高い．そのうえ，会話において話者が別の意味の言語表現をする可能性は，たとえば線画呼称課題におけるよりも高くなる．

　こうした相違を考えると，呼称と会話での発話における単語検索の相関を検討した数少ない研究が，矛盾する結果となった（たとえば Mayer & Murray, 2003）のは驚くべきことではない．では，失名辞の診断と治療にとっての示唆は何だろうか．理想的には患者の単語検索能力は，単独の単語産出課題，物語の産出課題や会話を用いて評価すべきである．単独の単語産出の評価は，言語産出システムにおける基本的障害を明らかにする．そして，低頻度語などの難しい項目を回避するさまざまな方法がある普通の会話では気づかれない，軽度の単語検索障害さえ検出するのに役立つ．物語の産出（たとえば，漫画で描かれた一連の出来事を説明すること）は，患者の発話を評価するのにより自然ではあるが統制された状況を提供する．また会話（単語検索障害によって引き起こされるコミュニケーションの問題を克服するのに使われるストラテジーと同様に，コミュニケーションの非言語的手段を含む）における単語検索の評価は，失語症患者とその家族にとって最も重要なものである．文脈に

おける患者のコミュニケーション能力を特徴づけるのに重要である．あいにく，この側面は詳細に評価するのが難しい．すなわち，どの語彙検索測定が用いられるべきかについて統一した見解はなく，会話分析 conversational analysis はかなりの時間と努力を要し，その結果は文脈依存的(たとえば，「医師との会話」と「配偶者との会話」は非常に異なる)かもしれない．しかし会話での単語検索の複雑さに焦点を当てる研究が，明らかに今後はこれまで以上に必要とされている．こうした状況の結果として，臨床家は患者のコミュニケーション能力と会話で使われるストラテジーについて，より臨床印象に基づく評価を試みなければならない．

失名辞患者への援助

　失名辞患者の治療にあたる臨床家にとって幸いなことに，この領域に対する研究者の関心は高い．ほとんどの失名辞治療研究で，症例検討のアプローチが用いられるため，検証結果の蓄積はやや遅いものの，広範で多様な治療方法が利用できる．気がかりな点は，失名辞の診断と治療法選択の間に依然として溝があることである．言い換えれば，患者の失名辞の根底にある問題(たとえば，意味検索と語形検索の間の中間領域での障害)を同定しても，どの治療法が失名辞を軽減するのに有効か有効でないのかは不明なのである．これは，ある患者の治療計画をデザインするとき，試行錯誤を繰り返す必要があるかもしれない臨床家だけの問題ではなく，理論的レベルでは，正常な呼称と障害された呼称のダイナミックスについて，さらに研究する余地があることを示唆している．

　呼称モデルは最終的には，語彙項目の意味と音韻の学習，忘却，再学習といった変化についても説明できなければならない．複数の記憶と，低いレベルのプライミングとワーキング・メモリーから，意識的な学習ストラテジーまで，学習メカニズムが単語学習にかかわることは明らかなように思われる．しかし，多くの疑問が残されたままである．人間の単語学習は非常に興味深い能力であるが，それは内容に特化したメカニズムに基づいているのだろうか，それとも，より一般的な学習メカニズムに基づいているのだろうか．新しい単語の学習は，忘れた項目や，脳

損傷のために呼称するのが困難な項目を再学習するのと同じメカニズムに，どの程度基づいているのだろうか．こうした問題の系統的研究は，失名辞診断と治療法選択の間の溝を埋めるのに役立つことが期待される．一方，臨床においては，診断結果と患者のコミュニケーションの必要性，そして臨床上の制約(時間や利用できる資源)を考慮した，患者に合わせた治療プログラムが取り入れられるべきである．日々の臨床において，創造性と試行錯誤のアプローチが必要とされる場面はしばしばあり，系統的な単一症例研究デザインの特性をセラピーに組み入れることによって，臨床家自身の仕事を記録し発展させることは，おそらく理にかなった考えであろう．

訳者あとがき

　名指す(＝呼称)という行為は，言語の最も基本的な機能である．私たちが言いたい言葉を見つけるとき，そして言いたい言葉が出ないとき，脳内でどのようなことが起こっているのだろうか．*Anomia: Theoretical and Clinical Aspects*(Psychology Press, 2006)の全訳である本書は，この問いを基調に，脳損傷のために名指す行為が障害された"失名辞 anomia"という症状を多面的に考察している．著者は，フィンランド Turku にある Åbo Akademi University，Psychology and Logopedics 学部の教授 Matti Laine と，米国 Philadelphia の Temple University，Communication Science and Disorders 学部の教授 Nadine Martin である．お二人は，失名辞の理論的知見を失語症治療に応用するための共同研究をされてきた方で，現在までの膨大な研究報告を踏まえつつ，失語症モデルの変遷と現在の認知モデルによる失名辞の理論的解釈，単語検索の処理過程という考え方に基づく失名辞分類，脳画像研究が示唆する脳内の"ことばの座"の検討，そして失名辞の臨床的評価法の提案と治療(呼称セラピー)研究の論評，さらに失名辞研究の展望について，簡潔に論じている．これは，失語症臨床の経験を持つ認知神経心理学者 David Howard と英国で長く失語症臨床家として先駆的仕事をした Frances Hatfield の共著 *Aphasia Therapy: Historical and Contemporary Issues*(1987)と並び，失語症とその治療原理を理解するための必読書ともいえる内容構成である．

　臨床に携わる訳者としては，呼称セラピーの効果や汎化現象が最新の認知モデルによって読み解かれる可能性があること，また失名辞の回復データが呼称のダイナミックな過程を明らかにする上で非常に重要であるとの指摘は全く同感であり，失名辞治療(著者は therapy セラピー，treatment 治療，training 訓練を同義語として使っているが，本書では3つの表現をそのまま訳出した)への創造的アプローチにコネクショニスト・モデルが有効とみる視点は共有できるものである．本書により，

同様の観点で失名辞治療に取り組む臨床家が，わが国で増えてゆくことを願っている．この訳書は，訳者の PhD 研究の official adviser で，健常者の漢字語音読における一貫性効果を初めて検出し，日本の認知神経心理学的失読研究を牽引してこられながら，昨年桜の花びらが舞う日に逝かれた伏見貴夫先生に捧げたい．

　最後に，第 1 章のコネクショニスト・モデルの用語を高閲してくださった浅川伸一先生(東京女子大学)，第 3 章の脳の解剖学用語を高閲してくださった伊藤嘉憲先生(浴風会病院副院長)，そして一般読者の視点から草稿を通読し，読みにくい箇所を指摘してくださった大河原晶子氏に，深謝したい．ただし，本訳書に関しての責任はすべて訳者である私に帰するものである．共著論文の作成を通して「研究とは何か」を教えてくださった Karalyn Patterson 先生(Dept. of Clinical Neurosciences, University of Cambridge)には，深い尊敬と謝意を表したい．また，昨年まで同僚であった吉岡政江氏，日々の臨床を共にしている山崎友莉氏と押見菜奈氏，それを温かく見守ってくださる浴風会病院名誉院長大友英一先生，院長吉田亮一先生，副院長八田美鳥先生にもお礼を申し上げたい．さらに，本書刊行にあたってお世話になった医学書院書籍編集部中根冬貴氏と制作部大西慎也氏に感謝したい．

2010 年寒中，蒼い冴え冴えとした月明かりが美しい日に

佐藤　ひとみ

文 献

Aalto, S., Brück, A., Laine, M., Någren, K., & Rinne, J.O. (2005). Frontal and temporal dopamine release during working memory and attention tasks in healthy humans—a PET study using high-affinity dopamine D2 receptor ligand [^{11}C]FLB 457. *Journal of Neuroscience, 25*, 2471–2477.
Ackermann, H., Mathiak, K., & Ivry, R.B. (2004). Temporal organization of "internal speech" as a basis for cerebellar modulation of cognitive functions. *Behavioral and Cognitive Neuroscience Reviews, 3*, 14–22.
Adolphs, R., Damasio, H., Tranel, D., Cooper, G., & Damasio, A.R. (2000). A role for somatosensory cortices in the visual recognition of emotion as revealed by three-dimensional lesion mapping. *Journal of Neuroscience, 20*, 2683–2690.
Alario, F-X., Schiller, N.O., Domoto-Reilly, K., & Caramazza, A. (2003). The role of phonological and orthographic information in lexical selection. *Brain and Language, 84*, 372–398.
Alexander, M.P. (2000). Aphasia I: Clinical and anatomic issues. In M.J. Farah & T.E. Feinberg (Eds.), *Patient-based approaches to cognitive neuroscience* (pp. 165–181). Cambridge, MA: MIT Press.
Almkvist O., Bäckman L., Basun, H., & Wahlund, L-O. (1993). Patterns of neuropsychological performance in Alzheimer's disease and vascular dementia. *Cortex, 29*, 661–673.
Antonucci, S.M., Beeson, P.M., & Rapcsak, S.Z. (2004). Anomia in patients with left inferior temporal lobe lesions. *Aphasiology, 18*, 543–554.
Ardila, A., & Rosselli, M. (1989). Neuropsychological characteristics of normal aging. *Developmental Neuropsychology, 5*, 307–320.
Au, R., Joung, P., Nicholas, M., Kass, R., Obler, L.K., & Albert, M.L. (1995). Naming ability across the lifespan. *Aging and Cognition, 2*, 300–311.
Baars, B.J., Motley, M.T., & MacKay, D.G. (1975). Output editing for lexical status in artificially elicited slips of the tongue. *Journal of Verbal Learning and Verbal Behavior, 14*, 382–391.
Baayen, R.H. (1994). Productivity in language production. *Language and Cognitive Processes, 9*, 447–469.
Bachoud-Lévi, A-C., & Dupoux, E., (2003). An influence of syntactic and semantic variables on word form retrieval. *Cognitive Neuropsychology, 20*, 163–188.
Badecker, W. (2001). Lexical composition and the production of compounds: Evidence from errors in naming. *Language and Cognitive Processes, 16*, 337–366.
Ballard, K.J., Granier, J.P., & Robin, D.A. (2000) Understanding the nature of apraxia of speech: Theory, analysis, and treatment. *Aphasiology, 14*, 969–995.

Basso, A. (1993). Therapy for aphasia in Italy. In A.L. Holland & M.M. Forbes (Eds.), *Aphasia treatment: World perspectives* (pp. 1–24). San Diego: Singular Publishing Group.

Basso, A., & Marangolo, P. (2000). Cognitive neuropsychological rehabilitation: The emperor's new clothes? *Neuropsychological Rehabilitation, 10,* 219–229.

Baum, S., & Leonard, C. (1999). Automatic versus strategic effects of phonology and orthography on lexical access in brain damaged patients as a function of interstimulus interval. *Cortex, 35,* 647–660.

Baxter, D.M., & Warrington, E.K. (1985). Category specific phonological dysgraphia. *Neuropsychologia, 23,* 653–666.

Baynes, K. (1990). Right hemisphere language and reading: Highways or byways of the brain? *Journal of Cognitive Neuroscience, 2,* 159–179.

Béland, R., & Lecours, A.R. (1990). The MT-86 Beta Aphasia Battery: A subset of normative data in relation to age and level of school education. *Aphasiology, 4,* 439–462.

Benson, D.F. (1979). Neurologic correlates of anomia. In H. Whitaker & H.A. Whitaker (Eds.), *Studies in neurolinguistics, vol. 4* (pp. 293–328). New York: Academic Press.

Bergego, C., Deloche, G., Pradat-Diehl, P., Robineau, F., & Lauriot-Prevost, M.C. (1993). Visual recognition in right brain-damaged patients: Evidence from a tachistoscopic confrontation naming task. *Brain and Language, 44,* 181–190.

Berndt, R.S. (1987). Symptom co-occurrence and dissociation in the interpretation of agrammatism. In M. Coltheart, G. Sartori, & R. Job (Eds.), *The Cognitive Neuropsychology of Language* (pp. 221–233). Hove, UK: Lawrence Erlbaum Associates Ltd.

Berndt, R.S., Haendiges, A.N., Burton, M.W., & Mitchum, C.C. (2002). Grammatical class and imageability in aphasic word production: Their effects are independent. *Journal of Neurolinguistics, 15,* 353–371.

Best, W., Howard, D., Bruce, C., & Gatehouse, C. (1997). Cueing the words: A single case study of treatments for anomia. *Neuropsychological Rehabilitation, 7,* 105–141.

Bird, H., Howard, D., & Franklin, S. (2000). Why is a verb like an inanimate object. Grammatical category and semantic category deficits. *Brain and Language, 72,* 246–509.

Bird, H., Howard, D., & Franklin, S. (2003). Verbs and nouns: The importance of being imageable. *Journal of Neurolinguistics, 16,* 113–149.

Black, M., & Chiat, S. (2003). Noun–verb dissociations: A multi-faceted phenomenon. *Journal of Neurolinguistics, 16,* 231–250.

Blank, S.C., Scott, S.K., Murphy, K., Warburton, E., & Wise, R.J.S. (2002). Speech production: Wernicke, Broca and beyond. *Brain, 125,* 1829–1838.

Blanken, G. (1990). Formal paraphasias: A single case study. *Brain and Language, 38,* 534–554.

Blanken, G. (1998). Lexicalisation in speech production: Evidence from form-related word substitutions in aphasia. *Cognitive Neuropsychology, 15,* 321–360.

Blanken, G. (2000). The production of nominal compounds in aphasia. *Brain and Language, 74,* 84–102.

Boles, L. (1997). A comparison of naming errors in individuals with mild naming impairment following post-stroke aphasia, Alzheimer's disease, and traumatic brain injury. *Aphasiology, 11,* 1043–1056.

Bouillaud, J-B. (1825). Recherches cliniques propres à démontrer que la perte de la parole correspond à la lésion des lobules antérieurs du cervau et à confirmer l'opinion de M. Gall, sur le siège de l'organe du langage articulé. *Archives Générales de Médecine, 8*, 25–43.

Bowles, N.L., Obler, L.K., & Albert, M.L. (1987). Naming errors in healthy aging and dementia of the Alzheimer type. *Cortex, 23*, 519–524.

Boyle, M. (2004). Semantic feature analysis treatment for anomia in two fluent aphasia syndromes. *American Journal of Speech-Language Pathology, 13*, 236–249.

Boyle, M., & Coehlo, C.A. (1995). Application of semantic feature analysis as a treatment for aphasic dysnomia. *American Journal of Speech-Language Pathology, 4*, 94–98.

Brédart, S., & Valentine, T. (1992). From Monroe to Moreau: An analysis of face naming errors. *Cognition, 45*, 187–223.

Breedin, S.D., Saffran, E.M., & Coslett, H. (1994). Reversal of the concreteness effect in a patient with semantic dementia. *Cognitive Neuropsychology, 11*, 617–660.

Broca, P. (1865). Du siège de la faculté du langage articulé. *Bulletin de la Société d'Anthropologie, 6*, 337.

Brown, R. (1970). Psychology and reading: Commentary on chapters 5 to 10. In H. Levin & J.P. Williams (Eds.), *Basic studies on reading* (pp. 164–187). New York: Basic Books.

Brown, R., & McNeill, D. (1966). The "tip of the tongue" phenomenon. *Journal of Verbal Learning and Verbal Behavior, 5*, 325–337.

Bruce, C., & Howard, D. (1987). Computer-generated phonemic cues: An effective aid for naming in aphasia. *British Journal of Disorders of Communication, 22*, 191–202.

Buckingham, H.W. (1986). The scan-copier mechanism and the positional level of language production: Evidence from phonemic paraphasia. *Cognitive Science, 10*, 195–217.

Buckingham, H.W. (1998). Explanations for the concept of apraxia of speech. In M.T. Sarno (Ed.), *Acquired aphasia. Third edition* (pp. 269–307). San Diego, CA: Academic Press.

Burke, D., MacKay, D.G., Worthley, J.S., & Wade, E. (1991). On the tip-of-the-tongue: What causes word finding failures in young and older adults? *Journal of Memory and Language, 30*, 237–246.

Burnstine, T.H., Lesser, R.P., Hart, J. Jr., Uematsu, S., Zinreich, S.J., Krauss, G.L. et al. (1990). Characterization of the basal temporal language area in patients with left temporal lobe epilepsy. *Neurology*, 40, 966–970.

Butfield, E., & Zangwill, O.L. (1946). Re-education in aphasia: A review of 70 cases. *Journal of Neurology, Neurosurgery and Psychiatry, 9*, 75–79.

Butters, N., Granholm, E., Salmon, D.P., Grant, I., & Wolfe, J. (1987). Episodic and semantic memory: A comparison of amnesic and demented patients. *Journal of Clinical and Experimental Neuropsychology, 9*, 479–497.

Butterworth, B. (1975). Hesitation and semantic planning in speech. *Journal of Psycholinguistic Research, 4*, 75–87.

Butterworth, B. (1979). Hesitation and the production of neologisms in jargon aphasia. *Brain and Language, 8*, 133–161.

Butterworth, B. (1982). Speech errors: Old data in search of new theories. In A. Cutler (Ed.), *Slips of the tongue and language production* (pp. 73–108). Amsterdam: Mouton.
Butterworth, B. (1989). Lexical access in speech production. In W. Marslen-Wilson (Ed.), *Lexical representation and process* (pp. 108–135). Cambridge, MA: MIT Press.
Butterworth, B. (1992). Disorders of phonological encoding. *Cognition, 42*, 261–286.
Byng, S. (1993). Hypothesis testing and aphasia therapy. In A.L. Holland & M.M. Forbes (Eds.), *Aphasia treatment: World perspectives* (pp. 115–130). San Diego, CA: Singular Publishing Group.
Byng, S., & Duchan, J. (2005). Social model philosophies and principles: Their applications to therapies for aphasia. *Aphasiology, 19*, 906–922.
Cao, Y., Vikingstad, E.M., George, K.P., Johnson, A.F., & Welch, K.M.A. (1999). Cortical language activation in stroke patients recovering from aphasia with functional MRI. *Stroke, 30*, 2331–2340.
Capitani, E., Laiacona, M., Mahon, B., & Caramazza, A. (2003). What are the facts of category-specific deficits? A critical review of the clinical evidence. *Cognitive Neuropsychology, 20*, 213–261.
Caplan, D. (1992). *Language: Structure, processing and disorders.* Cambridge, MA: MIT Press.
Caplan, D., Kellar, L., & Locke, S. (1972). Inflection of neologisms in aphasia. *Brain, 95*, 169–172.
Caramazza, A., & Hillis, A.E. (1990). Where do semantic errors come from? *Cortex, 26*, 95–122.
Caramazza, A., & Hillis, A. (1991). Lexical organisation of nouns and verbs in the brain. *Nature, 349*, 788–790.
Caramazza, A., Hillis, A.E., Rapp, B.C., & Romani, C. (1990). The multiple semantics hypothesis: Multiple confusions? *Cognitive Neuropsychology, 7*, 161–189.
Caramazza, A., & Shelton, J.R. (1998). Domain-specific knowledge systems in the brain: The animate–inanimate distinction. *Journal of Cognitive Neuroscience, 10*, 1–34.
Chertkow, H., Bub, D., Bergman, H., Bruemmer, A., Merling, A., & Rothfleisch, J. (1994). Increased semantic priming in patients with dementia of the Alzheimer's type. *Journal of Clinical and Experimental Neuropsychology, 16*, 608–622.
Chertkow, H., Bub, D., & Caplan, D. (1992). Constraining theories of semantic memory: Evidence from dementia. *Cognitive Neuropsychology, 9*, 327–365.
Chertkow, H., Bub, D., & Seidenberg, M. (1989). Priming and semantic memory loss in Alzheimer's disease. *Brain and Language, 36*, 420–446.
Chiarello, C. (1991). Interpretation of word meanings by the cerebral hemispheres: One is not enough. In P. Schwanenflugel (Ed.), *The psychology of word meanings* (pp. 251–278). Hillsdale, NJ: Lawrence Erlbaum Associates Inc.
Code, C., & Müller, D. (1995). *Treatment of aphasia: From theory to practice.* London: Whurr Publishers.
Cohen, L., Bolgert, F., Timsit, S., & Chermann, J.F. (1994). Anomia for proper names following left thalamic infarct. *Journal of Neurology Neurosurgery and Psychiatry, 57*, 1283–1284.
Cole-Virtue, J., & Nickels, L. (2004) Spoken word to picture matching from PALPA: A critique and some new matched sets. *Aphasiology, 18*, 77–102.

Coltheart, M., Patterson, K., & Marshall, J.C. (1980) *Deep dyslexia*. London: Routledge & Kegan Paul.
Connor, L.T., Spiro III, A., Obler, L.K., & Albert, M.L. (2004). Change in object naming ability during adulthood. *The Journals of Gerontology Series B: Psychological Sciences and Social Sciences, 59*, 203–209.
Coppens, P., Hungerford, S., Yamaguchi, S., & Yamadori, A. (2002). Crossed aphasia: An analysis of the symptoms, their frequency, and a comparison with left-hemisphere symptomatology. *Brain and Language, 83*, 425–463.
Cornelissen, K., Laine, M., Tarkiainen, A., Järvensivu, T., Martin, N., & Salmelin, R. (2003). Adult brain plasticity elicited by anomia treatment. *Journal of Cognitive Neuroscience, 15*, 444–461.
Coughlan, A.K., & Warrington, E.K. (1978). Word-comprehension and word-retrieval in patients with localized cerebral lesions. *Brain, 101*, 163–185.
Cummings, J.L. (1995). Dementia: The failing brain. *Lancet, 345*, 1481–1484.
Dalby, P.R., & Obrzut, J.E. (1991). Epidemiologic characteristics and sequelae of closed head injured children and adolescents: A review. *Developmental Neuropsychology, 7*, 35–68.
Damasio, H., & Damasio, A.R. (1980). The anatomical basis of conduction aphasia. *Brain, 103*, 337–350.
Damasio, H., Grabowski, T.J., Tranel, D., Hichwa, R.D., & Damasio, A.R. (1996). A neural basis for lexical retrieval. *Nature, 380*, 499–505.
Damasio, A.R., & Tranel, D. (1993). Nouns and verbs are retrieved with differently distributed neural systems. *Proceedings of the National Academy of Sciences, 90*, 4957–4960.
Damasio, H., Tranel, D., Grabowski, T., Adolphs, R., & Damasio, A. (2004). Neural systems behind word and concept retrieval. *Cognition, 92*, 179–229.
Daniele, A., Giustolisi, L., Silveri, M.C., Colosimo, C., & Gainotti, G. (1994). Evidence for a possible neuroanatomical basis for lexical processing of nouns and verbs. *Neuropsychologia, 32*, 1325–1341.
Davis, A., & Pring, T. (1991). Therapy for word finding deficits: More on the effects of semantic and phonological approaches to treatment with dysphasic patients. *Neuropsychological Rehabilitation, 1*, 135–145.
Dell, G.S. (1986). A spreading activation theory of retrieval in language production. *Psychological Review, 93*, 283–321.
Dell, G.S., Lawler, E.N., Harris, H.D., & Gordon, J.K. (2004). Models of errors of omission in aphasic naming. *Cognitive Neuropsychology, 21*, 125–146.
Dell, G.S., & O'Seaghdha, P.G. (1992). Stages in lexical access in language production. *Cognition, 42*, 287–314.
Dell, G.S., & Reich, P.A. (1981). Stages in sentence production: An analysis of speech error data. *Journal of Verbal Learning and Verbal Behavior, 20*, 611–629.
Dell, G.S., Schwartz M.F., Martin N., Saffran E.M., & Gagnon, D.A. (1997). Lexical access in aphasic and non-aphasic speakers. *Psychological Review, 104*, 801–838.
Dell, G.S., Schwartz, M.F., Martin, N., Saffran, E.M., & Gagnon, D.A. (2000). The role of computational models in neuropsychological investigations of language: Reply to Ruml and Caramazza. *Psychological Review, 107*, 635–645.
Denes, G., & Dalla Barba, G. (1998). G.B. Vico, precursor of cognitive neuropsychology? The first reported case of noun–verb dissociation following brain damage. *Brain and Language, 62*, 29–33.

Doesborgh, S.J.C., Van de Standt-Koenderman, M.W.M.E., Dippel, D.W.J., Van Harskamp, F., Koudstaal, P.J., & Visch-Brink, E.G. (2004). Cues on request: The efficacy of Multicue, a computer program for wordfinding therapy. *Aphasiology*, *18*, 213–222.

Drew, R.L., & Thompson, C.K. (1999). Model-based semantic treatment for naming deficits in aphasia. *Journal of Speech, Language, and Hearing Research*, *42*, 972–989.

Dronkers, N.F. (1996). A new brain region for coordinating speech articulation. *Nature*, *384*, 159–161.

Druks, J. (2002). Verbs and nouns—a review of the literature. *Journal of Neurolinguistics*, *15*, 289–315.

Druks, J., & Froud, K. (2002). The syntax of single words: Evidence from a patient with a selective function word reading deficit. *Cognitive Neuropsychology*, *19*, 207–244.

Druks, J., & Masterson, J. (2000) *Object and action naming battery*. Hove, UK: Psychology Press.

Duffau, H., Capelle, L., Sichez, N., Denvil, D., Lopes, M., Sichez, J.P. et al. (2002). Intraoperative mapping of the subcortical language pathways using direct electrical stimulations: An anatomo-functional study. *Brain*, *125*, 199–214.

Dunn, L.M., & Dunn, L.M. (1997). *Peabody picture vocabulary test* (3rd ed.). Circle Pines, MN: American Guidance Service.

Eikmeyer, H-J., Schade, U., Kupietz, M., & Laubenstein, U. (1999). A connectionist view of language production. In R. Klabunde & C. von Stutterheim (Eds.), *Representations and processes in language production* (pp. 205–236). Wiesbaden: Deutscher Universitäts-Verlag.

Ellis, A.E. (1987). Intimations of modularity or the modularity of mind: Doing cognitive neuropsychology without syndromes. In M. Coltheart, G. Sartori, & R. Job (Eds.), *The cognitive neuropsychology of language*. London: Lawrence Erlbaum Associates Ltd.

Ellis, A.E., Franklin, S., & Crerar, A. (1994). Cognitive neuropsychology and the remediation of disorders of spoken language. In M.J. Riddoch & G.W. Humphreys (Eds.), *Cognitive neuropsychology and cognitive rehabilitation* (pp. 287–315). Hove, UK: Lawrence Erlbaum Associates Ltd.

Ellis, A.W., & Young, A.W. (1988). *Human cognitive neuropsychology*. Hove, UK: Lawrence Erlbaum Associates Ltd.

Farah, M.J. (2004). *Visual agnosia. Second edition*. Cambridge, MA: MIT Press.

Farmer, A. (1990). Performance of normal males on the Boston Naming Test and the word test. *Aphasiology*, *4*, 293–296.

Faust, M.E., Balota, D.A., & Multhaup, K.S. (2004). Phonological retrieval blocking in aging and Alzheimer's disease. *Neuropsychology*, *18*, 526–536.

Felton, R.H., Naylor, C.E., & Wood, F.B. (1990). Neuropsychological profile of adult dyslexics. *Brain and Language*, *39*, 485–497.

Ferro, J., Cantinho, M., Guilhermina, B., & Elia, J.N. (1991). Transient crossed aphasia: A case study with SPECT. *Behavioural Neurology*, *4*, 75–79.

Fillenbaum, G.G., Huber, M., & Taussig, I.M. (1997). Performance of elderly White and African American community residents on the abbreviated CERAD Boston Naming Test. *Journal of Clinical and Experimental Neuropsychology*, *19*, 204–210.

Fillingham, J., Hodgson, C., Sage, K., & Lambon Ralph, M.A. (2003). The application of errorless learning to aphasic disorders: A review of the theory and practice. *Neuropsychological Rehabilitation*, *13*(3), 337–363.

Fink, R.B., Brecher, A.R., Montgomery, M., & Schwartz, M.F. (2001). *MossTalk Words* [computer software manual]. Philadelphia: Albert Einstein Healthcare Network.

Fink, R.B., Brecher, A., Schwartz, M.F., & Robey, R.R. (2002). A computer implemented protocol for treatment of naming disorders: Evaluation of clinician-guided and partially self-guided instruction. *Aphasiology*, *16*, 1061–1086.

Flicker, C., Ferris, S., Crook, T., & Bartus, R. (1987). Implications of memory and language dysfunction in the naming deficit of senile dementia. *Brain and Language*, *31*, 187–200.

Foundas, A., Daniels, S.K., & Vasterling, J.J. (1998). Anomia: Case studies with lesion localisation. *Neurocase*, *4*, 35–43.

Foygel, D., & Dell, G.S. (2000). Models of impaired lexical access in speech production. *Journal of Memory and Language*, *43*, 182–216.

Frackowiak, R.S.J., Friston, K.J., Frith, C.D., Dolan, R.J., Price, C.J., Zeki, S. et al. (2003). *Human brain function. Second edition*. San Diego, CA: Elsevier Academic Press.

Francis, D.R., Clark, N., & Humphreys, G.W. (2003). The treatment of an auditory working memory deficit and the implications for sentence comprehension abilities in mild "receptive" aphasia. *Aphasiology*, *17*, 723–750.

Freed, D.B., Celery, K., & Marshall, R.C. (2004). A comparison of personalized and phonological cueing on the long-term naming accuracy by subjects with aphasia. *Aphasiology*, *18*, 674–686.

Fridriksson, J., Holland, A.L., Beeson, P., & Morrow, L. (2005). Spaced retrieval treatment of anomia. *Aphasiology*, *19*, 99–109.

Fromkin, V.A. (1971). The non-anomalous nature of anomalous utterances. *Language*, *47*, 27–52.

Funnell, E. (2002). Semantic memory. In A.E. Hillis (Ed.), *The handbook of adult language disorders* (pp. 185–205). Hove, UK: Psychology Press.

Gainotti, G. (2000). What the locus of brain lesion tells us about the nature of the cognitive defect underlying category-specific disorders: A review. *Cortex*, *36*, 539–559.

Galton, C.J., Patterson, K., Graham, K., Lambon Ralph, M.A., Williams, G., Antoun, N. et al. (2001). Differing patterns of temporal atrophy in Alzheimer's disease and semantic dementia. *Neurology*, *57*, 216–225.

Garnham, A., Shillcock, R.C., Brown, G.D.A., Mill A.I.D., & Cutler, A. (1982). Slips of the tongue in the London–Lund corpus of spontaneous conversation. In A. Cutler (Ed.), *Slips of the tongue and language production* (pp. 251–263). Amsterdam: Mouton.

Garrard, P., Patterson, K., Watson, P.C., & Hodges, J.R. (1998). Category specific semantic loss in dementia of Alzheimer's type. Functional–anatomical correlations from cross-sectional analyses. *Brain*, *121*, 633–646.

Garrett, M.F. (1975). The analysis of sentence production. In G.H. Bower (Ed.), *The psychology of learning and motivation. Vol. 9* (pp. 133–177). New York: Academic Press.

Garrett, M.F. (1976). Syntactic processes in sentence production. In R.J. Wales & E. Walker (Eds.), *New approaches to language mechanisms* (pp. 231–255). Amsterdam: North Holland.

Garrett, M.F. (1982). Production of speech: Observations from normal and pathological language use. In A. Ellis (Ed.), *Normality and pathology in cognitive functions* (pp. 19–76). London: Academic Press.

Gentileschi, V., Sperber, S., & Spinnler, H. (2001). Crossmodal agnosia for familiar people as a consequence of right infero-polar temporal atrophy. *Cognitive Neuropsychology, 18*, 439–463.

Georgieff, N., Dominey, P.F., Michel, F., Marie-Cardine, M., & Dalery, J. (1998). Anomia in major depressive state. *Psychiatry Research, 77*, 197–208.

Geschwind, N. (1965). Disconnexion syndromes in animals and man. *Brain, 88*, 237–294 and 585–644.

Goldman-Eisler, F. (1958). Speech production and the predictability of words in context. *Quarterly Journal of Experimental Psychology, 10*, 96–106.

Goldman-Eisler, F. (1968). *Psycholinguistics: Experiments in spontaneous speech.* London: Academic Press.

Goldstein, F.C., Green, J., Presley, R., & Green, R.C. (1992). Dysnomia in Alzheimer's disease: An evaluation of neurobehavioral subtypes. *Brain and Language, 43*, 308–322.

Goldstein, K. (1919). *Die Behandlung, Fürsorge und Begutachtung der Hirnverletzten.* Leipzig: Vogel.

Gonnerman, L.M., Andersen, E.S., Devlin, J.T., Kempler, D., & Seidenberg, M.S. (1997). Double dissociation of semantic categories in Alzheimer's disease. *Brain and Language, 57*, 254–279.

Goodglass, H. (1993). *Understanding aphasia.* New York: Academic Press.

Goodglass, H., & Kaplan, E. (1983). *The assessment of aphasia and related disorders. Second edition.* Philadelphia: Lea & Febiger.

Goodglass, H., Kaplan, E., & Barresi, B. (2001). *Boston diagnostic aphasia examination. Third edition.* Philadelphia: Lippincott Williams & Wilkins.

Goodglass, H., Klein, H., Carey, P., & Jones, K.J. (1966). Specific semantic word categories in aphasia. *Cortex, 2*, 74–89.

Gorno-Tempini, M.L., & Price, C.J. (2001). Identification of famous faces and buildings. A functional neuroimaging study of semantically unique items. *Brain, 124*, 2087–2097.

Gorno-Tempini, M-L., Wenman, R., Price, C., Rudge, P., & Cipolotti, L. (2001). Identification without naming: A functional neuroimaging study of an anomic patient. *Journal of Neurology Neurosurgery and Psychiatry, 70*, 397–400.

Gotts, S.J., & Plaut, D.C. (2002). The impact of synaptic depression following brain damage: A connectionist account of "access/refractory" and "degraded-store" semantic impairments. *Cognitive, Affective, & Behavioral Neuroscience, 2*, 187–213.

Goulet, P., Ska, B., & Kahn, H.J. (1994). Is there a decline in picture naming with increasing age? *Journal of Speech and Hearing Research, 37*, 629–644.

Grabowski, T.J., Damasio, H., Tranel, D., Cooper, G.E., Boles Ponto, L.L., Watkins, G.L. et al. (2003). Residual naming after damage to the left temporal pole: A PET activation study. *Neuroimage, 19*, 846–860.

Graham, K., Patterson, K., & Hodges, J.R. (1995). Progressive pure anomia: Insufficient activation of phonology by meaning. *Neurocase, 1*, 25–38.

Graham, K.S., Becker, J.T., & Hodges, J.R. (1997). On the relationship between knowledge and memory for pictures: Evidence from the study of patients with semantic dementia and Alzheimer's disease. *Journal of the International Neuropsychological Society, 3,* 534–544.

Graham, K.S., Patterson, K., Pratt, K., & Hodges, J.R. (2001). Can repeated exposure to "forgotten" vocabulary help alleviate word-finding difficulties in semantic dementia? An illustrative case study. *Neuropsychological Rehabilitation, 3,* 429–454.

Grandmaison, E., & Simard, M. (2003). A critical review of memory stimulation programs in Alzheimer's disease. *Journal of Neuropsychiatry and Clinical Neurosciences, 15,* 130–144.

Greenwald, M.L., Raymer, A.M., Richardson, M.E., & Rothi, L.J.G. (1995). Contrasting treatments for severe impairments of picture naming. *Neuropsychological Rehabilitation, 5,* 17–49.

Grober, E., Buschke, H., Kawas, C., & Fuld, P. (1985). Impaired ranking of semantic attributes in dementia. *Brain and Language, 26,* 276–286.

Gupta, P., & MacWhinney, B. (1997). Vocabulary acquisition and verbal short-term memory: Computational and neural bases. *Brain and Language, 59,* 267–333.

Hadar, U., Ticehurst, S., & Wade, J.P. (1991). Crossed anomic aphasia: Mild naming deficits following right brain damage in a dextral patient. *Cortex, 27,* 459–468.

Hanley, J.R., & Kay, J. (1998). Proper name anomia and anomia for the names of people: Functionally dissociable impairments? *Cortex, 34,* 155–158.

Harley, T.A. (1984). A critique of top-down independent levels models of speech production: Evidence from non-plan internal speech errors. *Cognitive Science, 8,* 191–219.

Harley, T.A. (1990). Environmental contamination of normal speech. *Applied Psycholinguistics, 11,* 45–72.

Harley, T.A. (1995). Connectionist models of anomia: A reply to Nickels. *Language and Cognitive Processes, 10,* 47–58.

Harley, T.A., & MacAndrew, S.B.G. (1992). Modelling paraphasias in normal and aphasic speech. *Proceedings of the 14th annual conference of the Cognitive Science Society* (pp. 378–383). Hillsdale, NJ: Lawrence Erlbaum Associates Inc.

Harrington, A. (1987) *Medicine, mind, and the double brain.* Princeton, NJ: Princeton University Press.

Harris, D.M., & Kay, J. (1995). I recognise your face, but I can't remember your name: Is it because names are unique?, *British Journal of Psychology 86,* 345–358.

Hart, J. Jr., Berndt, R.S., & Caramazza, A. (1985). Category-specific naming deficit following cerebral infarction. *Nature, 316,* 439–440.

Hartley, L.L., & Jensen, P.J. (1991). Narrative and procedural discourse after closed head injury. *Brain Injury, 5,* 267–285.

Haxby, J.V., Hoffman, E.A., & Gobbini, M.I. (2000). The distributed human neural system for face perception. *Trends in Cognitive Sciences, 4,* 223–233.

Henderson, L.W., Frank, E.M., Pigatt, T., Abramson, R.K., & Houston, M. (1998). Race, gender and educational level effects on Boston Naming Test scores. *Aphasiology, 12,* 901–911.

Hermann, B.P., Perrine, K., Chelune, G.J., Barr, W., Loring, D.W., Strauss, E. et al. (1999). Visual confrontation naming following left anterior temporal lobectomy: A comparison of surgical approaches. *Neuropsychology, 13,* 3–9.

Hickok, G., & Poeppel, D. (2004). Dorsal and ventral streams: A framework for understanding aspects of the functional anatomy of language. *Cognition, 92*, 67–99.

Hillis, A.E. (1991). Effects of separate treatments for distinct impairments within the naming process. In T. Prescott (Ed.), *Clinical aphasiology. Vol. 19* (pp. 255–265). Austin, TX: Pro-Ed.

Hillis, A.E. (1993). The role of models of language processing in rehabilitation of language impairments. *Aphasiology, 7*, 5–26.

Hillis, A.E. (1998). Treatment of naming disorders: New issues regarding old therapies. *Journal of International Neurolopsychological Society, 4*, 648–660.

Hillis, A.E., & Heidler, J. (2005). Contributions and limitations of the "Cognitive Neuropsychological Approach" to treatment: Illustrations from studies of reading and spelling therapy. *Aphasiology, 19*, 985–993.

Hillis, A.E., Kane, A., Tuffiash, E. Ulatowski, J.A., Barker, P.B., Beauchamp, N.J. et al. (2002a). Reperfusion of specific brain regions by raising blood pressure restores selective language functions in acute stroke. *Brain and Language, 79*, 495–510.

Hillis, A.E., Rapp, B.C., & Caramazza, A. (1999). When a rose is a rose in speech but a tulip in writing. *Cortex, 35*, 337–356.

Hillis, A.E., Rapp, B.C., Romani, C., & Caramazza, A. (1990). Selective impairment of semantics in lexical processing. *Cognitive Neuropsychology, 7*, 191–243.

Hillis, A.E., Wityk, R.J., Tuffiash, E., Beauchamp, N.J., Jacobs M.A., Barker, P.B. et al. (2001). Hypoperfusion in Wernicke's aphasia predicts severity of semantic deficit in acute stroke. *Annals of Neurology, 50*, 561–566.

Hillis, A.E., Wityk, R.J., Barker, P.B., Beauchamp, N.J., Gailloud, P., Murphy, K. et al. (2002b). Subcortical aphasia and neglect in acute stroke: The role of cortical hypoperfusion. *Brain, 125*, 1094–1104.

Hillis, A.E., Work, M., Barker, P.B., Jacobs, M.A., Breese, E.L., & Maurer, K. (2004). Re-examining the brain regions crucial for orchestrating speech articulation. *Brain, 127*, 1479–1487.

Hinton, G., & Shallice, T. (1991). Lesioning an attractor network: Investigations of acquired dyslexia. *Psychological Review, 98*, 74–95.

Hittmair-Delazer, M., Andree, B., Semenza, C., De Bleser, R., & Benke, T. (1994). Naming by German compounds. *Journal of Neurolinguistics, 8*, 27–41.

Hodges, J.R., Patterson, K., Oxbury, S. & Funnell, E. (1992a). Semantic dementia. Progressive fluent aphasia with temporal lobe atrophy. *Brain, 115*, 1783–1806.

Hodges, J.R., Patterson, K., Ward, R., Garrard, P., Bak, T., Perry, R. et al. (1999). The differentiation of semantic dementia and frontal lobe dementia (temporal and frontal variants of frontotemporal dementia) from early Alzheimer's disease. *Neuropsychology, 13*, 31–40.

Hodges, J.R., Salmon, D.P., & Butters, N. (1992b). Semantic memory impairment in Alzheimer's disease: Failure of access or degraded knowledge? *Neuropsychologia, 30*, 301–314.

Holland, A.L. (1991). Pragmatic aspects of intervention in aphasia. *Journal of Neurolinguistics, 6*, 197–211.

Holland, A.L., & Hinckley, J.J. (2002). Assessment and treatment of pragmatic aspects of communication in aphasia. In A.E. Hillis (Ed.), *The handbook of adult language disorders* (pp. 413–427). New York: Psychology Press.

Hopper, T. (2004, May). *Learning by individuals with dementia: The effects of spaced retrieval training*. Paper presented at the Clinical Aphasiology Conference, Park City, Utah.

Horton, S., & Byng, S. (2002). "Semantic therapy" in day-to-day clinical practice: Perspectives on diagnosis and therapy related to semantic impairments in aphasia. In A.E. Hillis (Ed.), *The handbook of adult language disorders* (pp. 229–249). New York: Psychology Press.

Howard, D., & Franklin, S. (1988). *Missing the meaning? A cognitive neuropsychological study of processing words by an aphasic patient*. Cambridge, MA: MIT Press.

Howard, D., & Hatfield, F.M. (1987). *Aphasia therapy: Historical and contemporary issues*. Hove, UK: Lawrence Erlbaum Associates Ltd.

Howard, D., & Orchard-Lisle, V.M. (1984). On the origin of semantic errors in naming: Evidence from the case of a global dysphasic. *Cognitive Neuropsychology, 1*, 163–190.

Howard, D., & Patterson, K.E. (1992). *The Pyramids and Palm Trees*. Bury St. Edmonds, UK: Thames Valley Test Company.

Howard, D., & Patterson, K. (1994). Models of therapy. In X. Seron & G. Deloche (Eds.), *Cognitive approaches in neuropsychological rehabilitation* (pp. 39–64). Hillsdale, NJ: Lawrence Erlbaum Associates Inc.

Howard, D., Patterson, K., Franklin, S., Orchard-Lisle, V., & Morton, J. (1985a). The facilitation of picture naming in aphasia. *Cognitive Neuropsychology, 2*, 49–80.

Howard, D., Patterson, K., Franklin, S., Orchard-Lisle, V., & Morton, J. (1985b). Treatment of word retrieval deficits in aphasia. *Brain, 108*, 817–829.

Huber, W., Springer, L., & Willmes, K. (1993). Approaches to aphasia therapy in Aachen. In A.L. Holland & M.M. Forbes (Eds.), *Aphasia treatment: World perspectives* (pp. 5–86). San Diego, CA: Singular Publishing.

Ilmberger, J., Rau, S., Noachtar, S., Arnold, S., & Winkler, P. (2002). Naming tools and animals: Asymmetries observed during direct electrical cortical stimulation. *Neuropsychologia, 40*, 695–700.

Indefrey, P., & Levelt, W.J.M. (2000). The neural correlates of language production. In M. Gazzaniga (Ed.), *The new cognitive neurosciences. Second edition* (pp. 845–865). Cambridge, MA: MIT Press.

Indefrey, P., & Levelt, W.J.M. (2004). The spatial and temporal signatures of word production components. *Cognition, 92*, 101–144.

Jacobs, D.H., Shuren J., Bowers, D., & Heilman, K.M. (1995). Anomia in a patient with a basal forebrain lesion. *Neuropsychiatry, Neuropsychology, and Behavioral Neurology, 8*, 200–207.

Jansma, B.M., Rodríguez-Fornells, A., Moeller, J., & Muente, T.F. (2004). Electrophysiological studies of speech production. In T. Pechmann & C. Habel (Eds.), *Multidisciplinary approaches to language production* (pp. 361–396). Berlin: Mouton de Gruyter.

Jefferies, E., & Lambon-Ralph, M. (2005). Non-verbal semantic impairment in stroke aphasia: A comparison with semantic dementia. *Brain and Language, 95*, 45–46.

Joanisse, M., & Seidenberg, M.S. (1999). Impairments in verb morphology following brain injury: A connectionist model. *Proceedings of the National Academy of Sciences (USA), 96*, 7592–7597.

Johnson-Frey, S.H. (2004). The neural bases of complex tool use in humans. *Trends in Cognitive Sciences, 8*, 71–78.

Jones, H.G.V., & Langford, S. (1987). Phonological blocking in the tip-of-the-tongue state. *Cognition, 26*, 115–122.

Kaplan, E., Goodglass, H., & Weintraub, S. (1983). *Boston naming test*. Philadelphia: Lea & Febiger.

Kapur, N., Friston, K.J., Young, A., Frith, C.D., & Frackowiak, R.S. (1995). Activation of human hippocampal formation during memory for faces: A PET study. *Cortex, 31*, 99–108.

Kay, J., & Ellis, A. (1987). A cognitive neuropsychological case study of anomia. Implications for psychological models of word retrieval. *Brain, 110*, 613–629.

Kay, J., & Hanley, J.R. (1999). Person-specific knowledge and knowledge of biological categories. *Cognitive Neuropsychology, 16*, 171–180.

Kay, J., Lesser, R., & Coltheart, M. (1992). *PALPA: Psycholinguistic assessments of language processing in aphasia*. Hove, UK: Lawrence Erlbaum Associates Ltd.

Kello, C.T., & Plaut, D.C. (2004). A neural network model of the articulatory-acoustic forward mapping trained on recordings of articulatory parameters. *Journal of the Acoustical Society of America, 116*, 2354–2364.

Kemmerer, D., & Tranel, D. (2000). Verb retrieval in brain-damaged subjects: 2. Analysis of errors. *Brain and Language, 73*, 393–420.

Kempen, G., & Huijbers, P. (1983). The lexicalization process in sentence production and naming: Indirect election of words. *Cognition, 14*, 185–209.

Kerr, C. (1995). Dysnomia following traumatic brain injury: An information-processing approach to assessment. *Brain Injury, 9*, 777–796.

Kertesz, A. (1982). *Western aphasia battery*. New York: Grune & Stratton.

Kertesz, A., Hudson, A.L., Mackenzie, I.R.A., & Munoz, D.G. (1994). The pathology and nosology of primary progressive aphasia. *Neurology, 44*, 2065–2072.

Kertesz, A., Sheppard, A., & MacKenzie, R. (1982). Localization in transcortical sensory aphasia. *Archives of Neurology, 39*, 475–478.

Kiran, S., & Thompson, C.K. (2003). The role of semantic complexity in treatment of naming deficits: Training semantic categories in fluent aphasia by controlling exemplar typicality. *Journal of Speech, Language and Hearing Research, 46*, 608–622.

Kirshner, H.S., Webb, W.G., & Kelly, M.P. (1984). The naming disorder of dementia. *Neuropsychologia, 22*, 23–30.

Knopman, D.S., Selbes, O.A., Niccum, N., & Rubens, A.B. (1984). Recovery of naming in aphasia: Relationship to fluency, comprehension and CT findings. *Neurology, 34*, 1461–1470.

Knott, R., Patterson, K., & Hodges, J.R. (1997). Lexical and semantic binding effects in short-term memory: Evidence from semantic dementia. *Cognitive Neuropsychology, 14*, 1165–1216.

Kohn, S.E. (1984). The nature of the phonological disorder in conduction aphasia. *Brain and Language, 23*, 97–115.

Kohnert, K., Hernandez, A., & Bates, E. (1998). Bilingual performance on the Boston Naming Test: Preliminary norms in Spanish and English. *Brain and Language, 65*, 422–440.

Kohonen, T. (2001). *Self-organizing maps*. Berlin: Springer-Verlag.

LaBarge, E., Edwards, D., & Knesevich, J.W.M. (1986). Performance of normal elderly on the Boston Naming Test. *Brain and Language, 27*, 380–384.

Laine, M., Kujala, P., Niemi, J., & Uusipaikka, E. (1992). On the nature of naming difficulties in aphasia. *Cortex, 28*, 537–554.

Laine, M., & Martin, N. (1996). Lexical retrieval deficit in picture naming: Implications for word production models. *Brain and Language, 53*, 283–314.

Laine, M., Niemi, J., Koivuselkä-Sallinen, P., & Hyönä, J. (1995). Morphological processing of polymorphemic nouns in a highly inflecting language. *Cognitive Neuropsychology, 12*, 457–502.

Laine, M., Tikkala, A., & Juhola, M. (1998). Modelling anomia by the discrete two-stage word production architecture. *Journal of Neurolinguistics, 10*, 139–158.

Laine, M., Vuorinen, E., & Rinne, J.O. (1997). Picture naming deficits in vascular dementia and Alzheimer's disease. *Journal of Clinical and Experimental Neuropsychology, 19*, 126–140.

Lambon Ralph, M.A., Graham, K.S., Patterson, K., & Hodges, J.R. (1999). Is a picture worth a thousand words? Evidence from concept definitions by patients with semantic dementia. *Brain and Language, 70*, 309–335.

Lambon Ralph, M.A., McClelland, J.L., Patterson, K., Galton, C.J., & Hodges, J.R. (2001). No right to speak? The relationship between object naming and semantic impairment: Neuropsychological evidence and a computational model. *Journal of Cognitive Neuroscience, 13*, 341–356.

Lambon Ralph, M.A., Patterson, K., Garrard, P., & Hodges, J.R. (2003). Semantic dementia with category specificity: A comparative case-series study. *Cognitive Neuropsychology, 20*, 307–326.

Lambon Ralph, M.A., Sage, K., & Roberts, J. (2000). Classical anomia: A neuropsychological perspective on speech production. *Neuropsychologia, 38*, 186–202.

Larner, A.J., Robinson, G., Kartsounis, L.D., Rakshi, J.S., Muqit, M.M.K., Wise, R.J.S. et al. (2004). Clinical–anatomical correlation in a selective phonemic speech production impairment. *Journal of the Neurological Sciences, 219*, 23–29.

Larrabee, G., Holliman, J., Doreen, G., & Zachariah, S.J.N. (1991). Reversed laterality and crossed aphasia: A case study. *Neuropsychology, 5*, 67–79.

Lecours, A.R., & Lhermitte, F. (1976). The "pure form" of the phonetic disintegration syndrome (pure anarthria): Anatomico-clinical report of a historical case. *Brain and Language, 3*, 88–113.

LeDorze, G., Boulay, N., Gaudreau, J., & Brassard, C. (1994). The contrasting effects of a semantic vs. a formal-semantic technique for the facilitation of naming in a case of anomia. *Aphasiology, 8*, 127–141.

LeDorze, G., & Durocher, J. (1992). The effects of age, educational level, and stimulus length on naming in normal subjects. *Journal of Speech Language Pathology and Audiology, 16*, 21–29.

Levelt, W.J.M. (1983). Monitoring and self-repair in speech. *Cognition, 14*, 41–104.

Levelt, W.J.M. (1989). *Speaking: From intention to articulation.* Cambridge, MA: MIT Press.

Levelt, W.J.M. (1992). Accessing words in speech production: Stages, processes and representations. *Cognition, 42*, 1–22.

Levelt, W.J.M., Praamstra, P., Meyer, A.S., Helenius, P., & Salmelin, R. (1998). An MEG study of picture naming. *Journal of Cognitive Neuroscience, 10*, 553–567.

Levelt, W.J.M., Roelofs, A., & Meyer, A.S. (1999). A theory of lexical access in speech production. *Behavioral and Brain Sciences, 22*, 1–38.

Levelt, W.J.M., Schriefers, H., Vorberg, D., Meyer, A.S., Pechmann, T., & Havinga, J. (1991). The time course of lexical access in speech production: A study of picture naming. *Psychological Review, 98*, 122–142.

Levelt, W.J.M., & Wheeldon, L.R. (1994). Do speakers have access to a mental syllabary? *Cognition, 50*, 239–269.

Levin, H.S., Grossman, R.G., Sarwar, M., & Meyers, C.A. (1981). Linguistic recovery after closed head injury. *Brain and Language, 12*, 360–374.

Lichtheim, O. (1885). On aphasia. *Brain, 7*, 443–484.

Lordat, J. (1843). Analyse de la parole pour servir à la théorie de divers cas d'alalie et de paralalie (de mutisme et d'imperfection de parler) que les neurologistes ont mal connus. *Journal de la Société Pratique de Montpellier, 7*, 333 & 417.

Lowell, S., Beeson, P.M., & Holland, A.L. (1995). The efficacy of a semantic cueing procedure on naming performance of adults with aphasia. *American Journal of Speech-Language Pathology, 4*, 109–114.

Lucchelli, F., & De Renzi, E. (1992). Proper name anomia. *Cortex, 28*, 221–230.

Lüders, H., Lesser, R.P., Hahn, J., Dinner, D.S., Morris, H., Resor, S. et al. (1986). Basal temporal language area demonstrated by electrical stimulation. *Neurology, 36*, 505–510.

Lüders, H., Lesser, R.P., Hahn, J., Dinner, D.S., Morris, H.H., Wyllie, E. et al. (1991). Basal temporal language area. *Brain, 114*, 743–754.

Luria, A.R. (1969). *Restoration of function after brain injury*. New York: Macmillan.

Luzzatti, C., Mondini, S., & Semenza, C. (2001). Lexical representation and processing of morphologically complex words: Evidence from the reading performance of an Italian agrammatic patient. *Brain and Language, 79*, 345–359.

Lyons, F., Hanley, J.R., & Kay, J. (2002). Anomia for common names with preserved retrieval of names of people. *Cortex, 38*, 23–35.

MacKay, A., Connor, L.T., & Storandt, M. (2005). Dementia does not explain correlation between age and scores on Boston Naming Test. *Archives of Clinical Neuropsychology, 20*, 129–133.

Maess, B., Friederici, A.D., Damian, M., Meyer, A.S., & Levelt, W.J.M. (2002). Semantic category interference in overt picture naming: Sharpening current density localization by PCA. *Journal of Cognitive Neuroscience, 14*, 455–462.

Maher, L., Singletary, F., Swearingen, M.C., Moore, A., Wierenga, C., Crosson, B. et al. (2002). An errorless learning approach to sentence generation in aphasia. *Proceedings. Rehabilitation research for the 21st century: The new challenges* (p. 138). Washington, DC: Department of Veterans Affairs.

Majerus, S., van der Kaa, M-A., Renard, C., Van der Linden, M., & Poncelet, M. (2005). Treating verbal short-term memory deficits by increasing duration of temporary phonological representations: A case study. *Brain and Language, 95*, 174–175.

Marshall, J., Pound, C., White-Thomson, M., & Pring, T. (1990). The use of picture/word matching tasks to assist word retrieval in aphasic patients. *Aphasiology, 4*, 167–184.

Marshall, R.C., Freed, D.B., & Karow, C.M. (2001). Learning the subordinate category names by aphasic subjects: A comparison of deep and surface-level training methods. *Aphasiology, 15*, 585–598.

Martin, A., & Chao, L.L. (2001). Semantic memory and the brain: Structure and processes. *Current Opinion in Neurobiology, 11*, 194–201.

Martin, A., & Fedio, P. (1983). Word production and comprehension in Alzheimer's disease: The breakdown in semantic knowledge. *Brain and Language*, *19*, 124–141.
Martin, N. (2005). Verbal and nonverbal semantic impairment in aphasia: An activation deficit hypothesis. *Brain and Language*, *95*, 251–252.
Martin, N., & Ayala, J. (2004). Measurements of auditory-verbal STM in aphasia: Effects of task, item and word processing impairment. *Brain and Language*, *89*, 464–483.
Martin, N., & Dell, G.S. (2004). Perseverations and anticipations in aphasia: Primed intrusions from the past and future. *Seminars in Speech and Language Pathology*, *25*, 349–362.
Martin, N., Dell, G.S., Saffran, E.M., & Schwartz, M.F. (1994). Origins of paraphasias in deep dysphasia: Testing the consequences of a decay impairment to an interactive spreading activation model of language. *Brain and Language*, *47*, 609–660.
Martin, N., Fink, R., & Laine, M. (2004a). Treatment of word retrieval with contextual priming. *Aphasiology*, *18*, 457–471.
Martin, N., Fink, R., Laine, M., & Ayala, J. (2004b). Immediate and short-term effects of contextual priming on word retrieval. *Aphasiology*, *18*, 867–898.
Martin, N., & Gupta, P. (2004). Exploring the relationship between word processing and verbal STM: Evidence from associations and dissociations. *Cognitive Neuropsychology*, *21*, 213–228.
Martin, N., Laine, M., & Harley, T.A. (2002). How can connectionist cognitive models of language inform models of language rehabilitation? In A.E. Hillis (Ed.), *The handbook of adult language disorders* (pp. 375–396). Hove, UK: Psychology Press.
Martin, N., & Saffran, E.M. (1992). A computational account of deep dysphasia: Evidence from a single case study. *Brain and Language*, *43*, 240–274.
Martin, N., & Saffran, E.M. (1997). Language and auditory-verbal short-term memory impairments: Evidence for common underlying processes. *Cognitive Neuropsychology*, *14*, 641–682.
Martin, N., & Saffran, E.M. (2002). The relationship of input and output phonology in single word processing: Evidence from aphasia. *Aphasiology*, *16*, 107–150.
Martin, N., Saffran, E.M., & Dell, G.S. (1996). Recovery in deep dysphasia: Evidence for a relation between auditory-verbal STM capacity and lexical errors in repetition. *Brain and Language*, *52*, 83–113.
Martin, N., Weisberg, R.W., & Saffran, E.M. (1989). Variables influencing the occurrence of naming errors: Implications for models of lexical retrieval. *Journal of Memory and Language*, *28*, 462–485.
Martin, R.C., Lesch, M., & Bartha, M.C. (1999). Independence of input and output phonology in word processing and short-term memory. *Journal of Memory and Language*, *40*, 1–27.
Mayer, J.F., & Murray, L.L. (2003). Functional measures of naming in aphasia: Word retrieval in confrontation naming versus connected speech. *Aphasiology*, *17*, 481–497.
McCarthy, R., & Warrington, E.K. (1985). Category specificity in an agrammatic patient: The relative impairment of verb retrieval and comprehension. *Neuropsychologia*, *23*, 709–727.

McCarthy, R.A., & Warrington, E.K. (1988). Evidence for modality-specific meaning systems in the brain. *Nature, 334*, 428–430.

McClelland, J.L., & Rumelhart, D.E. (1988). *Explorations in parallel distributed processing.* Cambridge, MA: MIT Press.

McKenna, P. (1998). *The category-specific names test.* Hove, UK: Psychology Press.

McKenna, P., & Parry, R. (1994). Category specificity in the naming of natural and man-made objects: Normative data from adults and children. *Neuropsychological Rehabilitation, 4*, 225–281.

McKenna, P., & Warrington, E.K. (1978). Category-specific naming preservation: A single case study. *Journal of Neurology, Neurosurgery, and Psychiatry, 41*, 571–574.

McKenna, P., & Warrington, E.K. (1980). Testing for nominal dysphasia. *Journal of Neurology, Neurosurgery, and Psychiatry, 43*, 781–788.

McKenna, P., & Warrington, E.K. (1983). *Graded naming test manual.* Windsor, UK: NFER-Nelson.

McLeod, P., Plaut, D., & Shallice, T. (2001). Connectionist modelling of word recognition. *Synthese, 129*, 173–183.

McNeil, M.R., Doyle, P.J., Fossett, T.R.D., Park, G.H., & Goda, A.J. (2001). Reliability and concurrent validity of the information unit scoring metric for the story retelling procedure. *Aphasiology, 15*, 991–1006.

McNeil, M.R., Robin, D.A., & Schmidt, R.A. (1997). Apraxia of speech: Definition, differentiation, and treatment. In M.R. McNeil (Ed.), *Clinical management of sensorimotor speech disorders* (pp. 31–344). New York: Thieme.

McNellis, M.G., & Blumstein, S. (2001). Self-organizing dynamics of lexical access in normals and aphasics. *Journal of Cognitive Neuroscience, 13*, 151–170.

Meyer, A.S., & Bock, K. (1992). The tip-of-the-tongue phenomenon: Blocking or partial activation? *Memory and Cognition, 20*, 715–726.

Miceli, G., Amitrano, A., Capasso, R., & Caramazza, A. (1996). The treatment of anomia resulting from output lexical damage: Analysis of two cases. *Brain and Language, 52*, 150–174.

Miceli, G., Capasso, R., Daniele, A., Esposito, T., Magarelli, M., & Tomaiuolo, F. (2000). Selective deficit for people's names following left temporal damage: An impairment of domain-specific conceptual knowledge. *Cognitive Neuropsychology, 17*, 489–516.

Miceli, G., & Caramazza, A. (1988). Dissociation of inflectional and derivational morphology. *Brain and Language, 35*, 24–65.

Miceli, G., Mazzucchi, A., Menn, L., & Goodglass, H. (1983). Contrasting cases of Italian agrammatic aphasia without comprehension disorder. *Brain and Language, 19*, 65–97.

Miceli, G., Silveri, M.C., Nocentini, U., & Caramazza, A. (1988). Patterns of dissociation in comprehension and production of nouns and verbs. *Aphasiology, 2*, 251–258.

Miceli, G., Silveri, M.C., Villa, G., & Caramazza, A. (1984). On the basis for the agrammatic's difficulty in producing main verbs. *Cortex, 20*, 207–220.

Miikkulainen, R. (1997). Dyslexic and category-specific aphasic impairments in a self-organizing feature map model of the lexicon. *Brain and Language, 59*, 334–366.

Milberg, W., Blumstein, S., & Dworetzky, B. (1988). Phonological processing and lexical accesss in aphasia. *Brain and Language, 34*, 279–293.

Milberg, W., Blumstein, S., Katz, D., Gershberg, F., & Brown, T. (1995). Semantic facilitation in aphasia: Effects of time and expectancy. *Journal of Cognitive Neuroscience, 7,* 33–50.

Miller, N., Willmes, K., & De Bleser, R. (2000). The psychometric properties of the English language version of the Aachen Aphasia Test (EAAT). *Aphasiology, 14,* 683–722.

Mills, C.K., & McConnell, J.W. (1895). The naming centre, with the report of a case indicating its location in the temporal lobe. *Journal of Nervous and Mental Disease, 22,* 1–7.

Miozzo, M. (2003). On the processing of regular and irregular forms of verbs and nouns: Evidence from neuropsychology. *Cognition, 87,* 101–127.

Miozzo, A., Soardi, M., & Cappa, S.F. (1994). Pure anomia with spared action naming due to a left temporal lesion. *Neuropsychologia, 32,* 1101–1109.

Monsell, S. (1987). On the relation between lexical input and output pathways for speech. In A. Allport, D. MacKay, W. Prinz, & E. Scheerer (Eds.), *Language perception and production: Relationships between listening, speaking, reading and writing* (pp. 273–312). London: Academic Press.

Morton, J. (1970). A functional model for human memory. In D.A. Norman (Ed.), *Models of human memory* (pp. 203–260). New York: Academic Press.

Morton, J., & Patterson, K. (1980). A new attempt at an interpretation or an old attempt at a new interpretation. In M. Coltheart, K. Patterson, & J.C. Marshall (Eds.), *Deep dyslexia* (pp. 91–118). London: Routledge & Kegan Paul.

Mummery, C.J., Patterson, K., Wise, R.J.S., Vandenbergh, R., Price, C.J., & Hodges, J.R. (1999). Disrupted temporal lobe connections in semantic dementia. *Brain, 122,* 61–73.

Murre, J.M.J., Graham, K.S., & Hodges, J.R. (2001). Semantic dementia: Relevance to connectionist models of long-term memory. *Brain, 124,* 647–675.

Murtha, S., Chertkow, H., Beauregard, M., & Evans, A. (1999). The neural substrate of picture naming. *Journal of Cognitive Neuroscience, 11,* 399–423.

Nadeau, S., & Crosson, B. (1997). Subcortical aphasia. *Brain and Language, 58,* 355–402.

Naeser, M.A., Palumbo, C.L., Helm-Estabrooks, N., Stiassny-Eder, D., & Albert, M.L. (1989). Severe nonfluency in aphasia. Role of the medial subcallosal fasciculus and other white matter pathways in recovery of spontaneous speech. *Brain, 112,* 1–38.

Neary, D. (1999). Overview of frontotemporal dementias and the consensus applied. *Dementia and Geriatric Cognitive Disorders, 10,* 6–9.

Nettleton, J., & Lesser, R. (1991). Therapy for naming difficulties in aphasia: Application of a cognitive neuropsychological model. *Journal of Neurolinguistics, 6,* 139–157.

Newcombe, F., Oldfield, R.C., Ratcliff, G.C., & Wingfield, A. (1971). Recognition and naming of object-drawings by men with focal brain wounds. *Journal of Neurology, Neurosurgery, and Psychiatry, 34,* 329–340.

Nicholas, L.E., Brookshire, R.H., MacLennan, D.L., Schumacher, J.G., & Porrazzo, S.A. (1989). The Boston Naming Test: Revised administration and scoring procedures and normative information for non-brain-damaged adults. In T.E. Prescott (Ed.), *Clinical aphasiology. Vol. 18* (pp. 103–115). Austin, TX: Pro-Ed.

Nicholas, M., Barth, C., Obler, L.K., Au, R., & Albert, M.L. (1997). Naming in normal aging and dementia of the Alzheimer's type. In H. Goodglass & A. Wingfield (Eds.), *Anomia. Neuroanatomical and cognitive correlates* (pp. 166–188). San Diego, CA: Academic Press.

Nickels, L. (1992). The autocue? Self-generated phonemic cues in the treatment of a disorder of reading and naming. *Cognitive Neuropsychology, 9*, 155–182.

Nickels, L. (1997). *Spoken word production and its breakdown in aphasia*. Hove, UK: Psychology Press.

Nickels, L., & Best, W. (1996a). Therapy for naming disorders (Part I): Principles, puzzles and progress. *Aphasiology, 10*, 21–47.

Nickels, L., & Best, W. (1996b). Therapy for naming disorders (Part II): Specifics, surprises, and suggestions. *Aphasiology, 10*, 109–136.

Nickels, L.A., & Howard, D. (1994). A frequent occurrence? Factors affecting the production of semantic errors in aphasic naming. *Cognitive Neuropsychology, 11*, 289–320.

Nickels, L.A., & Howard, D. (1995). Aphasic naming: What matters? *Neuropsychologia, 33*, 1281–1303.

Ober, B.A., Dronkers, N.F., Koss, E., Delis, D.C., & Friedland, R.P. (1986). Retrieval from semantic memory in Alzheimer-type dementia. *Journal of Clinical and Experimental Neuropsychology, 8*, 75–92.

Ochipa, C., Maher, L.M., & Raymer, A.M. (1998). One approach to the treatment of anomia. *ASHA Special Interest Division 2: Neurophysiology and Neurogenic Speech and Language Disorders, 15*, 18–23.

Ojemann, G.A. (1991). Cortical organization of language. *Journal of Neuroscience, 11*, 2281–2287.

Östberg, P. (2003). 18th century cases of noun–verb dissociation: The contribution of Carl Linnaeus. *Brain and Language, 84*, 448–450.

Pachalska, M. (1993). The concept of holistic rehabilitation of persons with aphasia. In A.L. Holland & M.M. Forbes (Eds.), *Aphasia treatment: World perspectives* (pp. 145–169). San Diego, CA: Singular Publishing.

Paivio, A. (1991). Dual coding theory: Retrospect and current status. *Canadian Journal of Psychology, 45*, 255–287.

Palumbo, C.L., Alexander, M.P., & Naeser, M.A. (1992). CT scan lesion cites associated with conduction aphasia. In S. Kohn (Ed.), *Conduction aphasia* (pp. 51–75). Hillsdale, NJ: Lawrence Erlbaum Associates Inc.

Paradis, M. (2001). Bilingual and polyglot aphasia. In R.S. Berndt (Ed.), *Handbook of neuropsychology. Second edition* (pp. 69–91). Oxford, UK: Elsevier Science.

Parnwell, E.C. (1977). *The Oxford English picture dictionary*. Coleford, UK: Forest Books.

Pascual-Leone, A., Gates, J.R., & Dhuna, A. (1991). Induction of speech arrest and counting errors with rapid-rate transcranial magnetic stimulation. *Neurology, 41*, 697–702.

Pashek, G.V., & Tompkins, C.A. (2002). Context and word class influences on lexical retrieval in aphasia. *Aphasiology, 16*, 261–286.

Pate, D.S., Saffran, E.M., & Martin, N. (1987). Specifying the nature of the production impairment in a conduction aphasic: A case study. *Language and Cognitive Processes, 2*, 43–84.

Patterson, K., Lambon Ralph, M.A., Hodges, J.R., & McClelland, J.L. (2001). Deficits in irregular past-tense verb morphology associated with degraded semantic knowledge. *Neuropsychologia, 39*, 709–724.

Perani, D., Cappa, S.F., Schnur, T., Tettamanti, M., Collina, S., Rosa, M.M. et al. (1999). The neural correlates of verb and noun processing: A PET study. *Brain, 122*, 2337–2344.

Perfect, T.J., & Hanley, J.R. (1992). The tip-of-the-tongue phenomenon: Do experimenter-presented interlopers have any effect? *Cognition, 45*, 55–75.

Peterson, S.E., & Savoy, P. (1998). Lexical selection and phonological encoding during language production: Evidence for cascaded processing. *Journal of Experimental Psychology: Learning, Memory and Cognition, 24*, 539–557.

Pinker, S. (1998). Words and rules. *Lingua, 106*, 219–242.

Plaut, D. (1996). Relearning after damage in connectionist networks: Toward a theory of rehabilitation. *Brain and Language, 52*, 25–82.

Plaut, D.C., & Booth, J.R. (2000). Individual and developmental differences in semantic priming: Empirical and computational support for a single-mechanism account of lexical processing. *Psychological Review, 107*, 786–823.

Plaut, D.C., & Kello, C.T. (1999). The emergence of phonology from the interplay of speech comprehension and production: A distributed connectionist approach. In B. MacWhinney (Ed.), *The emergence of language* (pp. 381–415). Mahwah, NJ: Lawrence Erlbaum Associates Inc.

Plaut, D.C., & Shallice, T. (1991). Effects of word abstractness in a connectionist model of deep dyslexia. *Proceedings of the 13th annual conference of the Cognitive Science Society* (pp. 73–78). Hillsdale, NJ: Lawrence Erlbaum Associates Inc.

Plaut, D., & Shallice, T. (1993a). Perseverative and semantic influences on visual object naming errors in optic aphasia: A connectionist account. *Journal of Cognitive Neuroscience, 5*, 89–117.

Plaut, D., & Shallice, T. (1993b). Deep dyslexia: A case study of connectionist neuropsychology. *Cognitive Neuropsychology, 10*, 377–500.

Powell, A.L., Cummings, J.L., Hill, M.A., & Benson, D.F. (1988). Speech and language alterations in multi-infarct dementia. *Neurology, 38*, 717–719.

Prins, R., & Bastiaanse, R. (2004) Analysing the spontaneous speech of aphasic speakers. *Aphasiology, 18*, 1075–1091. Psychonomic Society Archive of Norms, Stimuli, and Data (n.d.) Retrieved June 6, 2006 from http://www.psychonomic.org/archive.

Pulvermüller, F., Neininger, B., Elbert, T., Mohr, B., Rockstroh, B., Koebbel, P. et al. (2001). Constraint-induced therapy of chronic aphasia after stroke. *Stroke, 31*, 1621–1626.

Rapcsak, S.Z., Comer, J.F., & Rubens, A.B. (1993). Anomia for facial expressions: Neuropsychological mechanisms and anatomical correlates. *Brain and Language, 45*, 233–252.

Rapcsak, S.Z., Kaszniak, A.W., & Rubens, A.B. (1989). Anomia for facial expressions: Evidence for a category specific visual–verbal disconnection syndrome. *Neuropsychologia, 27*, 1031–1041.

Rapp, B.C., & Caramazza, A. (1993). On the distinction between deficits of access and deficits of storage: A question of theory. *Cognitive Neuropsychology, 10*, 113–141.

Rapp, B., & Caramazza, A. (1997). The modality specific organization of grammatical categories: Evidence from impaired spoken and written sentence production. *Brain and Language, 56,* 248–286.

Rapp, B., & Goldrick, M. (2000). Discreteness and interactivity in spoken word production. *Psychological Review, 107,* 406–499.

Raymer, A.M., Foundas, A.L., Maher, L.M., Greenwald, M.L., Morris, M., Rothi, L.J.G. et al. (1997a). Cognitive neuropsychological analysis and neuroanatomic correlates in a case of acute anomia. *Brain and Language, 58,* 137–156.

Raymer, A.M., Moberg, P.J., Crosson, B., Nadeau, S., & Gonzalez-Rothi, L.J. (1997b). Lexical-semantic deficits in two patients with dominant thalamic infarction. *Neuropsychologia, 35,* 211–219.

Raymer, A.M., Thompson, C.K., Jacobs, B., & Le Grand, H.R. (1993). Phonological treatment of naming deficits in aphasia: Model-based generalization analysis. *Aphasiology, 7,* 27–54.

Reilly, J., Martin, N., & Grossman, M. (2005). Verbal learning in semantic dementia: Is repetition priming a useful strategy? *Aphasiology, 19,* 329–339.

Renvall, K., Laine, M., Laakso, M., & Martin, N. (2003). Anomia treatment with contextual priming: A case study. *Aphasiology, 17,* 305–328.

Renvall, K., Laine, M., & Martin, N. (2005). Contextual priming in semantic anomia: A case study. *Brain and Language, 95,* 327–341.

Riddoch, M.J., & Humphreys, G.W. (1993). *The Birmingham object recognition battery.* Hove, UK: Lawrence Erlbaum Associates Ltd.

Riepe, M.W., Riss, S., Bittner, D., & Huber, R. (2004). Screening for cognitive impairment in patients with acute stroke. *Dementia and Geriatric Cognitive Disorders, 17,* 49–53.

Roach, A., Schwartz, M.F., Martin, N., Grewal, R.S., & Brecher, A. (1996). The Philadelphia Naming Test. *Clinical Aphasiology, 24,* 121–133.

Roberts, R.J., & Hamsher, K.D. (1984). Effects of minority status on facial recognition and naming performance. *Journal of Clinical Psychology, 40,* 539–545.

Robson, J., Marshall, J., Pring, T., & Chiat, S. (1998). Phonological naming therapy in jargonaphasia: Positive but paradoxical effects. *Journal of the International Neuropsychological Society, 4,* 675–686.

Rochford, G. (1971). A study of naming errors in dysphasia and in demented patients. *Neuropsychologia, 9,* 437–443.

Roelofs, A. (1992). A spreading activation theory of lemma retrieval in speaking. *Cognition, 42,* 107–142.

Romani, C., Olson, A., Semenza, C., & Granà, A. (2002). Patterns of phonological errors as a function of a phonological versus an articulatory locus of impairment. *Cortex, 38,* 541–567.

Ruml, W., & Caramazza, A. (2000). An evaluation of a computational model of lexical access: Comment on Dell et al. (1997). *Psychological Review, 107,* 609–634.

Saffran, E.M., Schwartz, M.F., Linebarger, M., Martin, N., & Bochetto, P. (1988). *Philadelphia comprehension battery* [unpublished test battery].

Saffran, E.M., Schwartz, M.F., & Marin, O.S.M. (1980). Evidence from aphasia: Isolating the components of a production model. In B. Butterworth (Ed.), *Language production: Vol. 1. Speech and talk* (pp. 221–241). London: Academic Press.

Salmelin, R., Hari, R., Lounasmaa, O., & Sams, M. (1994). Dynamics of brain activation during picture naming. *Nature, 368,* 463–465.

Salmon, D.P., Shimamura, A.P., Butters, N., & Smith, S. (1988). Lexical and semantic priming deficits in patients with Alzheimer's disease. *Journal of Clinical and Experimental Neuropsychology, 10,* 477–494.

Sasanuma, S. (1993). Aphasia treatment in Japan. In A.L. Holland & M.M. Forbes (Eds.), *Aphasia treatment: World perspectives* (pp. 175–198). San Diego, CA: Singular Publishing.

Schiff, H.B., Alexander, M.P., Naeser, M.A., & Galaburda, A.M. (1983). Aphemia: Clinical–anatomical correlations. *Archives of Neurology, 40,* 720–727.

Schirmer, A. (2004). Timing speech: A review of lesion and neuroimaging findings. *Cognitive Brain Research, 21,* 269–287.

Schriefers, H., Meyer, A.S., & Levelt, W.J.M. (1990). Exploring the time course of lexical access in production: Picture–word interference studies. *Journal of Memory and Language, 29,* 86–102.

Schuell, H. (1974). *Aphasia theory and therapy: Selected lectures and papers of Hildred Schuell.* Baltimore, MD: University Park Press.

Schwartz, M.F. (1987). Patterns of speech production deficit within and across aphasia syndromes: Application of a psycholinguistic model. In M. Coltheart, G. Sartori, & R. Job (Eds.), *The cognitive neuropsychology of language* (pp. 163–199). Hove, UK: Lawrence Erlbaum Associates Ltd.

Schwartz, M.F., & Brecher, A. (2000). A model-driven analysis of severity, response characteristics, and partial recovery in aphasic's picture naming. *Brain and Language, 73,* 62–91.

Schwartz, M.F., Dell, G.S., & Martin, N. (2004). Testing the interactive two-step model of lexical access: Part I. Picture naming. *Brain and Language, 91,* 71–72. [Abstract].

Schwartz, M.F., & Hodgson, C. (2002). A new multiword naming deficit: Evidence and interpretation. *Cognitive Neuropsychology, 19,* 263–288.

Schwartz, M.F., Marin, O.S.M., & Saffran, E. (1979). Dissociations of language function in dementia: A case study. *Brain and Language, 7,* 277–306.

Schwartz, M.F., Montgomery, M.W., Fitzpatrick-DeSalme, E.J., Ochipa, C., Coslett, H.B., & Mayer, N.H. (1995). Analysis of a disorder of everyday action. *Cognitive Neuropsychology, 12,* 863–892.

Schwartz, M.F., Saffran, E.M., Bloch, D.E., & Dell, G.S. (1994). Disordered speech production in aphasic and normal speakers. *Brain and Language, 47,* 52–88.

Semenza, C., Butterworth, B., Panzeri, M., & Ferreri, T. (1990). Word-formation: New evidence from aphasia. *Neuropsychologia, 28,* 499–502.

Semenza, C., Mondini, S., & Zettin, M. (1995). The anatomical basis of proper name processing. A critical review. *Neurocase, 1,* 183–188.

Semenza, C., & Zettin, M. (1988). Generating proper names: A case of selective inability. *Cognitive Neuropsychology, 5,* 711–721.

Sergent, J., Ohta, S., & MacDonald, B. (1992). Functional neuroanatomy of face and object processing. A positron emission tomography study. *Brain, 115,* 15–36.

Shapiro, K., & Caramazza, A. (2001a). Sometimes a noun is just a noun: Comments on Bird, Howard, and Franklin (2000). *Brain and Language, 76,* 202–212.

Shapiro, K., & Caramazza, A. (2001b). Language is more than its parts: A reply to Bird, Howard, and Franklin (2001). *Brain and Language, 78,* 397–401.

Shattuck-Hufnagel, S. (1979). Speech errors as evidence for a serial ordering mechanism in speech production. In W.E. Cooper & E.C.T. Walker (Eds.), *Sentence processing: Psycholinguistic studies presented to Merrill Garrett* (pp. 295–342). Hillsdale, NJ: Lawrence Erlbaum Associates Inc.

Silveri, M.C., & Di Betta, A.M. (1997). Noun–verb dissociation in brain-damaged patients: Further evidence. *Neurocase, 3*, 477–488.

Silveri, M-C., Gainotti, G., Perani, D., Cappelletti, J-Y., Carbone, G., & Fazie, F. (1997). Naming deficit for non-living items: Neuropsychological and PET study. *Neuropsychologia, 35*, 359–367.

Silveri, M-C., Perri, R., & Cappa, A. (2003). Grammatical class effects in brain-damaged patients: Functional locus of noun and verb deficit. *Brain and Language, 85*, 49–66.

Simons, J.S., & Graham, K.S. (2000). New learning in semantic dementia: Implications for cognitive and neuroanatomical models of long-term memory. *Revue de Neuropsychologie, 10*, 199–215.

Simons, J.S., Koutstaal, W., Prince, S., Wagner, A.D., & Schacter, D.L. (2003). Neural mechanisms of visual object priming: Evidence for perceptual and semantic distinctions in fusiform cortex. *NeuroImage, 19*, 613–626.

Small, S. (2004). A biological model of aphasia rehabilitation: A pharmacological perspective. *Aphasiology, 18*, 473–492.

Snodgrass, J.G., & Vanderwart, M. (1980). Standardized set of 260 pictures: Norms for name agreement, image agreement, familiarity and visual complexity. *Journal of Experimental Psychology, Human Learning and Memory, 6*, 174–215.

Snowden, J.S., Goulding, P.J., & Neary, D. (1989). Semantic dementia: A form of circumscribed cerebral atrophy. *Behavioural Neurology, 2*, 167–182.

Snowling, M.J. (2000). *Dyslexia. Second edition*. Oxford, UK: Blackwell.

Sommers, L.M., & Pierce, R.S. (1990). Naming and semantic judgements in dementia of Alzheimer's type. *Aphasiology, 4*, 573–586.

Sörös, P., Cornelissen, K., Laine, M., & Salmelin, R. (2003). Naming actions and objects: Cortical dynamics in healthy adults and in an anomic patient with a dissociation in action/object naming. *Neuroimage, 19*, 1787–1801.

Stemberger, J.P. (1985). An interactive model of language production. In A.W. Ellis (Ed.), *Progress in the psychology of language, vol. 1* (pp. 143–186). Hillsdale, NJ: Lawrence Erlbaum Associates Inc.

Stewart, L., Meyer, B-U., Frith, U., & Rothwell, U. (2001). Left posterior BA37 is involved in object recognition: A TMS study. *Neuropsychologia, 39*, 1–6.

Swinburn, K., Porter, G., & Howard, D. (2004). *The comprehensive aphasia test*. Hove, UK: Psychology Press.

Taub, E. (2002). CI therapy: A new rehabilitation technique for aphasia and motor disability after neurological injury. *Klinik & Forschung, 8*, 48–49.

Taub, E., Uswatte, G., & Pidikiti, R. (1999). Constraint-Induced Movement Therapy: A new family of techniques with broad application to physical rehabilitation—a clinical review. *Journal of Rehabilitation Research and Development, 36*, 237–251.

The Lund and Manchester Groups. (1994). Clinical and neuropathological criteria for frontotemporal dementia. *Journal of Neurology, Neurosurgery, and Psychiatry, 57*, 416–418.

Thompson-Schill, S.L. (2003). Neuroimaging studies of semantic memory: Inferring "how" from "where". *Neuropsychologia, 41*, 280–292.

Touradj, P., Manly, J.J., Jacobs, D.M., & Stern, Y. (2001). Neuropsychological test performance: A study of non-Hispanic White elderly. *Journal of Clinical and Experimental Neuropsychology, 23,* 643–649.

Tsukiura, T., Fujii, T., Fukatsu, R., Otsuki, T., Okuda, J., Umetsu, A. et al. (2002). Neural basis of the retrieval of people's names: Evidence from brain-damaged patients and fMRI. *Journal of Cognitive Neuroscience, 14,* 922–937.

Tyler, L.K., Bright, P., Fletcher, P., & Stamatakis, E.A. (2004). Neural processing of nouns and verbs: The role of inflectional morphology. *Neuropsychologia, 42,* 512–523.

Tyler, L.K., & Moss, H.E. (2001). Towards a distributed account of conceptual knowledge. *Trends in Cognitive Sciences, 5,* 244–252.

Tyler, L.K., Moss, H.E., Durrant-Peatfield, M.R., & Levy, J.P. (2000). Conceptual structure and the structure of concepts: A distributed account of category-specific deficits. *Brain and Language, 75,* 195–231.

Tyler, L.K., Russell, R., Fadili, J., & Moss, H.E. (2001). The neural representation of nouns and verbs. *Brain, 124,* 1619–1634.

Ullman, M.T., Corkin, S., Coppola, M., Hickok, G., Growdon, J.H., Koroshetz, W.J. et al. (1997). A neural dissociation within language: Evidence that the mental dictionary is part of declarative memory, and that grammatical rules are processed by the procedural system, *Journal of Cognitive Neuroscience, 9,* 266–276.

Ungerleider, L.G., & Haxby, J. (1994). "What" and "where" in the human brain. *Current Opinion in Neurobiology, 4,* 157–165.

Vallar, G., & Baddeley, A.D. (1984). Fractionation of working memory: Neuropsychological evidence for a phonological short-term store. *Journal of Verbal Learning and Verbal Behavior, 23,* 151–161.

Van Mourick, M., & Van de Standt-Koenderman, W.M.E. (1992). Multicue. *Aphasiology, 6,* 179–183.

Valentine, T., Brennen, T. & Brédart, S., (1996). *The cognitive psychology of proper names.* London: Routledge.

Verstichtel, P., Cohen, L., & Crochet, G. (1996). Associated production and comprehension deficits for people's names following left temporal lesion. *Neurocase, 2,* 221–234.

Vousden, J.I., Brown, G.D.A., & Harley, T.A. (2000). Serial control of phonology in speech production: A hierarchical model. *Cognitive Psychology, 41,* 101–175.

Warburton, E., Wise, R.J., Price, C.J., Weiller, C., Hadar, U., Ramsay, S. et al. (1996). Noun and verb retrieval in normal subjects. Studies with PET. *Brain, 119,* 159–179.

Warrington, E.K. (1975). The selective impairment of semantic memory. *Quarterly Journal of Experimental Psychology, 27,* 635–657.

Warrington, E.K. (1981). Neuropsychological studies of verbal semantic systems. *Philosophical Transactions of the Royal Society of London, B295,* 411–423.

Warrington, E.K. (2002). The Graded Naming Test: A restandardisation. *Neuropsychological Rehabilitation, 7,* 143–146.

Warrington, E.K., & Cipolotti, L. (1996). Word comprehension. The distinction between refractory and storage impairments. *Brain, 119,* 611–625.

Warrington, E.K., & Shallice, T. (1979). Semantic access dyslexia. *Brain, 102,* 43–63.

Warrington, E.K., & Shallice, T. (1984). Category specific semantic impairments. *Brain, 107*, 829–854.

Weigl, E. (1961). The phenomenon of temporary de-blocking in aphasia. *Zeitschrift für Phonetik, Sprachwissenschaft und Kommunikationforschung, 14*, 337–364.

Welch, L.W., Doineau, D., Johnson, S., & King, D. (1996). Educational and gender normative data for the Boston Naming Test in a group of older adults. *Brain and Language, 53*, 260–266.

Wepman, J. (1953). A conceptual model for the processes involved in recovery from aphasia. *Journal of Speech and Hearing Disorders, 18*, 4–13.

Wernicke, C. (1874). *Der Aphasische Symptomenkomplex. Eine Psychologische Studie auf Anatomischer Basis.* Breslau: Cohn & Welgert.

Whatmough, C., Chertkow, H., Murtha, S., & Hanratty, K. (2002). Dissociable brain regions process object meaning and object structure during picture naming. *Neuropsychologia, 40*, 174–186.

Whiteside, S.P., & Varley, R.A. (1998). A reconceptualisation of apraxia of speech: A synthesis of evidence. *Cortex, 34*, 221–231.

Williams, S.E., & Canter, G.J. (1987). Action-naming performance in four syndromes of aphasia. *Brain and Language, 32*, 124–136.

Wilson, B.A., Baddeley, A.D., Evans, J., & Shiel, A. (1994). Errorless learning in the rehabilitation of memory impaired people. *Neuropsychological Rehabilitation, 4*, 307–326.

Woodworth, R.S. (1938). *Experimental psychology.* New York: Holt.

Worrall, L. (1995). The functional communication perspective. In C. Code & D. Müller (Eds.), *Treatment of aphasia: From theory to practice* (pp. 47–69). London: Whurr Publishers.

Worrall, L.E., Yiu, E.M.L., Hickson, L.M.H., & Barnett, H.M. (1995). Normative data for the Boston Naming Test in a group of older adults. *Aphasiology, 9*, 541–551.

Ylikoski, R., Ylikoski, A., Raininko, R., Keskivaara, P., Sulkava, R., Tilvis, R. et al. (2000). Cardiovascular diseases, health status, brain imaging findings and neuropsychological functioning in neurologically healthy elderly individuals. *Archives of Gerontology and Geriatrics, 30*, 115–130.

Zaidel, E. (1998). Language in the right hemisphere following callosal disconnection. In B. Stemmer & H. Whitaker (Eds.), *Handbook of neurolinguistics* (pp. 369–383). San Diego, CA: Academic Press.

Zingeser, L.B., & Berndt, R.S. (1990). Retrieval of nouns and verbs in agrammatism and anomia. *Brain and Language, 39*, 14–32.

文献著者索引

Aalto, S. 172
Abramson, R.K. 120
Ackermann, H. 93
Adolphs, R. 85, 101
Alario, F.-X. 48
Albert, M.L. 102, 120, 125
Alexander, M.P. 92
Almkvist, O. 126
Amitrano, A. 155
Andersen, E.S. 68
Andree, B. 77
Antonucci, S.M. 91
Ardila, A. 120
Arnold, S. 98
Au, R. 120
Ayala, J. 164, 165

Baars, B.J. 11, 20, 24
Baayen, R.H. 76
Bachoud-Lévi, A.-C. 60, 91
Bäckman, L. 126
Baddeley, A.D. 162
Badecker, W. 77
Ballard, K.J. 65
Balota, D.A. 126
Barker, P.B. 93
Barnett, H.M. 121
Barresi, B. 133
Barth, C. 120
Bartha, M.C. 131
Bartus, R. 125
Basso, A. 128, 129, 159
Bastiaanse, R. 132
Basun, H. 126

Bates, E. 122
Baum, S. 145
Baxter, D.M. 65, 99
Baynes, K. 100
Beauregard, M. 110
Becker, J.T. 153
Beeson, P. 161
Beeson, P.M. 91, 151
Béland, R. 121
Benke, T. 77
Benson, D.F. 4, 47, 126
Bergego, C. 100
Bergman, H. 126
Berndt, R.S. 72, 78, 99, 128
Best, W. 150, 151, 157
Bird, H. 71, 72
Bittner, D. 123
Black, M. 71
Blank, S.C. 103
Blanken, G. 8, 30, 61
Bloch, D.E. 5
Blumstein, S. 145, 163
Bock, K. 15
Boles, L. 128
Bolgert, F. 100
Booth, J.R. 163
Bouillaud, J.-B. 2
Boulay, N. 151
Bowers, D. 87
Bowles, N.L. 125
Boyle, M 151
Brassard, C. 151
Brecher, A. 39, 157
Brecher, A.R. 37
Brédart, S. 12, 74

Breedin, S.D. 70
Breese, E.L. 93
Brennen, T. 74
Bright, P. 112
Broca, P. 2
Brookshire, R.H. 120
Brown, G.D.A. 28, 41
Brown, R. 1, 14
Brown, T. 145
Bruce, C. 157
Brück, A. 172
Bruemmer, A. 126
Bub, D. 126
Buckingham, H.W. 65
Burke, D. 14
Burnstine, T.H. 87
Burton, M.W. 72
Buschke, H. 125
Butfield, E. 142
Butters, N. 125
Butterworth, B. 1, 16, 21, 27
Byng, S. 142, 143, 148, 151, 159

Canter, G.J. 71
Cantinho, M. 88
Cao, Y. 113
Capasso, R. 73
Capitani, E. 68, 69, 97
Caplan, D. 42, 75, 125, 148
Cappa, A. 99
Cappa, S.F. 71, 100
Cappelletti, J-Y 78
Caramazza, A. 8, 36, 48,

203

50, 52, 60, 68, 69, 71, 72, 74, 75, 78, 99, 129, 155
Carbone, G. 78
Carey, P. 99
Celery, K. 156
Chao, L.L. 111
Chermann, J.F. 100
Chertkow, H. 110, 125
Chiarello, C. 100
Chiat, S. 71, 155
Cipolotti, L. 114, 162
Clark, N. 162
Code, C. 149
Coehlo, C.A. 151
Cohen, L. 100
Cole-Virtue, J. 134
Colosimo, C. 71
Coltheart, M. 1, 74
Comer, J.F. 100
Connor, L.T. 120
Cooper, G. 101
Coppens, P. 100
Cornelissen, K. 108, 115
Coslett, H. 16
Coughlan, A.K. 83
Crerar, A. 147
Crochet, G. 100
Crook, T. 125
Crosson, B. 101
Cummings, J.L. 125, 126

Dalby, P.R. 128
Dalery, J. 121
Dalla Barba, G. 71
Damasio, A. 92, 93, 94, 95, 97, 98, 99, 101, 106, 110, 111, 113
Damasio, A.R. 92, 93, 95, 96, 97, 98, 99, 101, 110, 111, 113
Damasio, H. 85, 86, 92, 93, 94, 95, 96, 97, 98, 99, 110, 111, 113

Damian, M. 108
Daniele, A. 71, 72, 73, 99
Daniels, S.K. 91
Davis, A. 151
De Bleser, R. 77, 133
De Rënzi, E. 100
Delis, D.C. 125
Dell, G.S. 1, 4, 5, 6, 9, 10, 12, 17, 18, 25, 26, 29, 30, 33, 35, 36, 37, 57, 160, 163
Deloche, G. 100
Denes, G. 71
Devlin, J.T. 68
Dhuna, A. 87
Di Betta, A.M. 71
Dippel, D.W.J. 158
Doesborgh, S.J.C. 158
Doineau, D. 120
Dominey, P.F. 121
Domoto-Reilly, K. 48
Doreen, G. 88
Drew, R.L. 151
Dronkers, N.F. 93, 103, 125
Druks, J. 71, 133
Duchan, J. 143
Duffau, H. 102
Dunn, L.M. 134
Dupoux, E. 60, 91
Durocher, J. 120
Durrant-Peatfield, M.R. 68
Dworetzky, B. 145

Edwards, D. 121
Eikmeyer, H.-J. 25
Elia, J.N. 88
Ellis, A. 60, 91
Ellis, A.E. 4, 147
Ellis, A.W. 74
Esposito, T. 73
Evans, A. 110

Evans, J. 160

Fadili, J. 112
Farah, M.J. 47
Farmer, A. 121
Fazie, F. 78
Felton, R.H. 122
Ferreri, T. 76
Ferris, S. 125
Ferro, J. 88, 100
Fillenbaum, G.G. 122
Fillingham, J. 160
Fink, R. 164, 165
Fink, R.B. 157
Fitzpatrick-DeSalme, E.J. 16
Fletcher, P. 112
Flicker, C. 125
Fossett, T.R.D. 132
Foygel, D. 26, 37, 38, 39
Frackowiak, R.S.J. 105, 113
Francis, D.R. 162
Frank, E.M. 120
Franklin, S. 4, 30, 71, 72, 141, 145, 146
Freed, D.B. 156, 157
Fridriksson, J. 161
Friederici, A.D. 108
Friedland, R.P. 125
Frith, C.D. 113
Fromkin, V.A. 7, 16, 17, 18, 20
Fuld, P. 125
Funnell, E. 55, 70

Gagnon, D.A. 1, 35
Gainotti, G. 78, 97, 98
Galaburda, A.M. 92
Galton, C.J. 163
Garnham, A. 28
Garrard, P. 66, 69
Garrett, M.F. 1, 6, 9, 10,

16, 17, 18, 20, 28
Gatehouse, C. 157
Gates, J.R. 87
Gaudreau, J. 151
Gentileschi, V. 74
George, K.P. 113
Georgieff, N. 121
Gershberg, F. 145
Geschwind, N. 4, 81, 116
Giustolisi, L. 71
Gobbini, M.I. 113
Goda, A.J. 132
Goldman-Eisler, F. 13
Goldrick, M. 17, 26, 28, 38, 39, 163
Goldstein, F.C. 126
Goldstein, K. 141
Gonnerman, L.M. 68
Gonzalez-Rothi, L.J. 101
Goodglass, H. 75, 81, 88, 91, 99, 132, 133
Gordon, J.K. 37
Gorno-Tempini, M.L. 113, 114
Gotts, S.J. 42, 163
Goulding, P.J. 55
Goulet, P. 119, 120
Grabowski, T.J. 85, 93, 115
Graham, K.S. 68, 127, 153
Graná, A. 64
Grandmaison, E. 153
Granholm, E. 125
Granier, J.P. 65
Grant, I. 125
Green, J. 126
Green, R.C. 126
Greenwald, M.L. 156
Grewal, R.S. 130
Grober, E. 125
Grossman, R.G. 128, 153
Guilhermina, B. 88

Gupta, P. 160, 162, 163

Hadar, U. 88
Haendiges, A.N. 72
Hamsher, K.D. 122
Hanley, J.R. 15, 73, 74
Hanratty, K. 110
Hari, R. 108
Harley, T.A. 5, 6, 9, 10, 14, 17, 41, 160, 163
Harrington, A. 82
Harris, D.M. 73
Harris, H.D. 37
Hart, J. Jr. 78
Hartley, L.L. 128
Hatfield, F.M. 148
Havinga, J. 15
Haxby, J.V. 113
Heidler, J. 159, 167
Heilman, K.M. 87
Helenius, P. 108
Helm-Estabrooks, N. 102
Henderson, L.W. 120
Hermann, B.P. 92
Hernandez, A. 122
Hichwa, R.D. 93
Hickson, L.M.H. 121
Hill, M.A. 126
Hillis, A.E. 8, 49, 53, 60, 71, 93, 101, 129
Hinckley, J.J. 143
Hinton, G. 41
Hittmair-Delazer, M. 77
Hodges, J.R. 51, 55, 56, 66, 68, 77, 89, 127, 153, 163
Hodgson, C. 162
Hoffman, E.A. 113
Holland, A.L. 143, 151
Holliman, J. 88
Hopper, T. 153
Horton, S. 159
Houston, M. 120

Howard, D. 4, 30, 50, 52, 71, 72, 134, 141, 145, 146, 148, 157
Huber, M. 122
Huber, R. 123
Huber, W. 144, 147, 160
Hudson, A.L. 127
Humphreys, G.W. 134, 162
Hungerford, S. 100
Hyönä, J. 75

Ilmberger, J. 98
Indefrey, P. 105, 106, 107, 108, 109, 115
Ivry, R.B. 93

Jacobs, B. 154
Jacobs, D.M. 87, 122
Jacobs, M.A. 93
Jansma, B.M. 16
Järvensivu, T. 115
Jefferies, E. 152
Joanisse, M. 77
Johnson, A.F. 113
Johnson, S. 120
Johnson-Frey, S.H. 111
Jones, H.G.V. 1, 15
Jones, K.J. 99
Joung, P. 120
Juhola, M. 37

Kahn, H.J. 119
Kaplan, E. 81, 88, 91, 132, 133
Kapur, N. 113
Kass, R. 120
Kaszniak, A.W. 100
Katz, D. 145
Kawas, C. 125
Kay, J. 1, 60, 73, 74, 133, 147
Kellar, L. 75

Kello, C.T. 163
Kemmerer, D. 135
Kempen, G. 20
Kempler, D. 68
Kerr, C. 128
Kertesz, A. 91, 127, 133
King, D. 121
Kiran, S. 42, 165
Klein, H. 99
Knesevich, J.W.M. 121
Knopman, D.S. 83, 87
Knott, R. 56
Kohn, S.E. 62
Kohnert, K. 122
Kohonen, T. 41
Koivuselkä-Sallinen, P. 75
Koss, E. 125
Koudstaal, P.J. 158
Koutstaal, W. 110
Kujala, P. 62
Kupietz, M. 25

Laakso, M. 165
LaBarge, E. 121
Laiacona, M. 68
Laine, M. 37, 75, 76, 108, 115, 127, 160, 164, 165, 172
Lambon Ralph, M.A. 58, 59, 66, 67, 69, 70, 77, 91, 152, 161, 163
Langford, S. 1, 15
Larner, A.J. 63, 92
Larrabee, G. 88, 100
Laubenstein, U. 25
Lauriot-Prevost, M.C. 100
Lawler, E.N. 37
Le Grand, H.R. 154
Lecours, A.R. 92, 121
LeDorze, G. 120, 151
Leonard, C. 145

Lesch, M. 131
Lesser, R.P. 1, 149
Levelt, W.J.M. 1, 7, 11, 12, 15, 16, 18, 20, 21, 22, 23, 24, 45, 49, 61, 65, 105, 106, 108, 109, 115, 163
Levin, H.S. 128
Levy, J.P. 68
Lhermitte, F. 92
Lichtheim, O. 2, 3
Locke, S. 75
Lounasmaa, O. 108
Lowell, S. 151
Lucchelli, F. 100
Lüders, H. 87
Lund and Manchester Groups, The 127
Luria, A.R. 142
Luzzatti, C. 77
Lyons, F. 73

MacAndrew, S.B.G. 14, 17
MacDonald, B. 112
MacKay, D.G. 11, 14, 120
Mackenzie, I.R.A. 91
MacKenzie, R. 127
MacLennan, D.L. 120
MacWhinney, B. 160, 163
Maess, B. 108, 109
Magarelli, M. 73
Maher, L.M. 152
Mahon, B. 68
Manly, J.J. 122
Marangolo, P. 128, 159
Marie-Cardine, M. 121
Marin, O.S.M. 20, 125
Marshall, J.C. 70, 151, 155
Marshall, R.C. 155, 156
Martin, A. 111, 125

Martin, N. 1, 5, 11, 12, 20, 30, 31, 32, 33, 38, 50, 115, 130, 131, 152, 160, 162, 163, 165
Martin, R.C. 130, 160
Masterson, J. 133
Mathiak, K. 93
Maurer, K. 93
Mayer, J.F. 132
Mayer, N.H. 16
Mazzucchi, A. 75
McCarthy, R. 65, 71, 99
McClelland, J.L. 40, 163
McConnell, J.W. 116
McKenna, P. 65, 69, 83, 100, 133
McLeod, P. 163
McNeil, M.R. 65
McNeill, D. 1, 132
McNellis, M.G. 163
Menn, L. 75
Merling, A. 126
Meyer, A.S. 1, 7, 108
Meyer, B.-U. 87
Meyers, C.A. 128
Miceli, G. 72, 73, 74, 75, 99
Michel, F. 121
Miikkulainen, R. 78, 163
Mill, A.I.D. 28
Miller, N. 133
Mills, C.K. 81, 83
Miozzo, A. 71, 100
Mitchum, C.C. 72
Moberg, P.J. 101
Moeller, J. 16
Mondini, S. 77, 100
Montgomery, M.W. 16, 157
Morrow, L. 161
Morton, J. 4, 16, 17, 18, 141
Moss, H.E. 68, 111, 112

Motley, M.T. 11
Muente, T.F. 16
Müller, D. 149
Multhaup, K.S. 126
Mummery, C.J. 89, 90
Munoz, D.G. 127
Murray, L.L. 132, 173
Murre, J.M.J. 52
Murtha, S. 110

Nadeau, S. 101
Naeser, M.A. 92, 102
Någren, K. 172
Naylor, C.E. 122
Neary, D. 55
Nettleton, J. 141, 149
Newcombe, F. 83, 87
Niccum, N. 83
Nicholas, M. 120
Nickels, L.A. 134, 141, 147, 150, 151
Niemi, J. 75
Noachtar, S. 98
Nocentini, U. 99

O'Seaghdha, P.G. 5, 18, 25, 26, 29, 30, 160
Ober, B.A. 125
Obler, L.K. 120, 125
Obrzut, J.E. 128
Ochipa, C. 16, 152
Ohta, S. 112
Ojemann, G.A. 86, 87
Oldfield, R.C. 83
Olson, A. 64
Orchard-Lisle, V.M. 52, 53
Östberg, P. 71
Oxbury, S. 55

Pachalska, M. 142
Palumbo, C.L. 92, 102
Paradis, M. 122

Park, G.H. 132
Parnwell, E.C. 153
Parry, R. 69
Pascual-Leone, A. 87
Pashek, G.V. 132
Pate, D.S. 20, 64
Patterson, K.E. 4, 16, 17, 18, 55, 56, 66, 68, 69, 70, 77, 127, 134, 141, 153, 163
Pechmann, T. 15
Perani, D. 78, 112
Perfect, T.J. 15
Perri, R. 99
Peterson, S.E. 15
Pidikiti, R. 161
Pigatt, T. 120
Pinker, S. 77
Plaut, D. 5, 17, 41, 160, 163
Poeppel, D. 89
Poncelet, M. 162
Porrazzo, S.A. 120
Porter, G. 133
Pound, C. 151
Praamstra, P. 108
Pradat-Diehl, P. 100
Pratt, K. 153
Presley, R. 126
Price, C.J. 89, 113
Prince, S. 110
Pring, T. 151
Prins, R. 132
Pulvermüller, F. 161, 162

Rapcsak, S.Z. 91, 100
Rapp, B.C. 26, 28, 37, 38, 39, 49, 52, 60, 74, 163
Ratcliff, G.C. 83
Rau, S. 98
Raymer, A.M. 87, 91, 101, 102, 152, 154, 155
Reich, P.A. 6, 20

Reilly, J. 153
Renvall, K. 165
Richardson, M.E. 156
Riddoch, M.J. 134
Riepe, M.W. 123
Rinne, J.O. 127, 172
Riss, S. 123
Roach, A. 130, 133
Roberts, J. 58
Roberts, R.J. 122
Robey, R.R. 157
Robin, D.A. 65
Robineau, F. 100
Robson, J. 155
Rodriguez-Fornells, A. 16
Roelofs, A. 7, 22, 37
Romani, C. 49, 64
Rosselli, M. 120
Rothfleisch, J. 126
Rothwell, U. 87
Rubens, A.B. 83, 100
Rudge, P. 114
Rumelhart, D.E. 41
Ruml, W. 36, 163
Russell, R. 112

Saffran, E.M. 1, 5, 11, 20, 25, 33, 56, 70, 130, 131
Sage, K. 58, 160
Salmelin, R. 108, 115
Salmon, D.P. 125
Sarwar, M. 128
Sasanuma, S. 142
Savoy, P. 15
Schacter, D.L. 110
Schade, U. 25
Schiff, H.B. 92
Schiller, N.O. 48
Schirmer, A. 93
Schmidt, R.A. 65
Schriefers, H. 1, 15, 22
Schuell, H. 142
Schumacher, J.G. 120

Schwartz, M.F.　1, 5, 16, 20, 28, 29, 33, 39, 125, 130, 157, 163
Seidenberg, M.S.　68, 125
Selbes, O.A.　83
Semenza, C.　64, 73, 76, 77, 100
Sergent, J.　112
Shallice, T.　5, 41, 51, 67, 163
Shapiro, K.　72
Shattuck-Hufnagel, S.　6, 8
Shelton, J.R.　69, 74
Sheppard, A.　91
Shimamura, A.P.　126
Shuren, J.　87
Silveri, M.C.　71, 78, 99
Simard, M.　153
Simons, J.S.　153
Ska, B.　119
Small, S.　167
Smith, S.　126
Snodgrass, J.G.　67
Snowden, J.S.　55
Snowling, M.J.　122
Sommers, L.M.　126
Sörös, P.　109, 112, 114
Sperber, S.　74
Spinnler, H.　74
Springer, L.　144
Stamatakis, E.A.　112
Stemberger, J.P.　5, 6, 17
Stern, Y.　122
Stewart, L.　87
Stiassny-Eder, D.　102
Storandt, M.　120
Swinburn, K.　133

Tarkiainen, A.　115
Taub, E.　161

Taussig, I.M.　122
Thompson, C.K.　42, 151, 154, 165
Thompson-Schill, S.L.　112
Ticehurst, S.　88
Tomaiuolo, F.　73
Tompkins, C.A.　132
Touradj, P.　122
Tranel, D.　85, 93, 99, 101, 135
Tsukiura, T.　113
Tyler, L.K.　111, 112

Ullman, M.T.　77
Ungerleider, L.G.　110
Uswatte, G.　161
Uusipaikka, E.　62

Valentine, T.　12, 74
Vallar, G.　162
Van de Standt-Koenderman, M.W.M.E.　158
Van der Kaa, M.-A.　162
Van der Linden, M.　162
Van Harskamp, F.　158
Van Mourick, M.　158
Vandenbergh, R.　89
Vanderwart, M.　67
Vasterling, J.J.　91
Verstichtel, P.　100
Vikingstad, E.M.　113
Villa, G.　72
Visch-Brink, E.G.　158
Vorberg, D.　15
Vousden, J.I.　41, 163
Vuorinen, E.　127

Wade, E.　14
Wade, J.P.　88

Wagner, A.D.　110
Wahlund, L.-O.　126
Warburton, E.　103, 112
Warrington, E.K.　49, 65, 67, 70, 71, 83, 99, 133, 162
Watson, P.C.　69
Webb, W.G.　126
Weigl, E.　144
Weintraub, S.　132
Weisberg, R.W.　11
Welch, K.M.A.　113
Welch, L.W.　120
Wenman, R.　114
Wepman, J.　141
Wernicke, C.　2, 3
Whatmough, C.　110
Wheeldon, L.R.　65
Whiteside, S.P.　65
White-Thomson, M.　151
Williams, S.E.　71
Willmes, K.　133, 144
Wingfield, A.　83
Winkler, P.　98
Wise, R.J.S.　89, 103
Wolfe, J.　125
Woodworth, R.S.　14
Work, M.　93
Worrall, L.E.　121, 143
Worthley, J.S.　14

Yamadori, A.　100
Yamaguchi, S.　100
Yiu, E.M.L.　121

Zachariah, S.J.N.　88
Zangwill, O.L.　142
Zettin, M.　73, 100
Zingeser, L.B.　99

事項索引

和文

あ

アクセス障害 51
　——に対する治療 153
アルツハイマー病 124
"誤りなし"学習 160
"誤りの多い"学習 160

い

言い誤り 6
意味−音韻モデル 39
意味システム 48
意味障害に対する治療 150
意味性錯語 37, 136
意味性失名辞 45, 48
意味セラピー 149
意味痴呆 51, 55, 88
意味貯蔵の障害 52
偽りのキュー 53

う

ウェルニッケ野 81
運動−構音の前方部ネットワーク 92

お

横断的デザイン 113
音韻キュー 53
音韻出力辞書 46
音韻出力バッファー 46
音韻障害に対する治療 155
音韻性錯語 137
音韻性失名辞 58
音韻セラピー 149

音素組み立ての障害 45, 61

か

カテゴリー特異性障害 66
感覚−機能理論 67
環境による干渉 9

き

キュー・プログラム 157
機能語−内容語の乖離 74
機能的可塑性 144
機能的磁気共鳴画像法 82
機能的脳画像法 82
機能的モデル 1, 4, 16, 18
逆の具象性効果 70
弓状束 103
局所表象型コネクショニスト・モデル 1, 16, 26

く, け

具象性効果 70
形式錯語 28, 137
形態音韻性錯語 138
計算論的モデル 36
結合強度 29
結合強度−減衰モデル 39
限局性の機能的損傷 45
減衰率 29

こ

コウホート効果 120
コネクショニスト・モデル 5
コンピュータ断層撮影法 81
呼称反応の分類体系 136
固有名詞の検索障害 73

個人的キュー　156
語彙性バイアス　26
語形失名辞　45
広範な左半球領域の機能的統合　88
行為の呼称　135
交叉性失名辞失語　87
構造的脳画像法　81
混合性の誤り　26, 137

さ
再編成　142
残遺性失語　123

し
時間差検索　161
磁気共鳴画像法　81
失語症における言語処理過程の心理言語学的評価法　133, 146
失名辞失語　81
修復　142
処理過程障害　33
障害に基づくセラピー　143
新造語ジャルゴン　138
新造性錯語　138

せ
セルフ・モニタリング　14, 107
生物−人工物の乖離　69
制限−誘発セラピー　161
全般的障害　45
前頭−側頭葉変性症　127

そ
相互活性化モデル　25, 26, 27, 32, 34
側頭基底部の言語野　86

た
大脳皮質の細胞構築学的領域　84
代償　143
段階モデル　21

ち
治療課題　159
直接刺激法　144

て
典型性　164
伝導失語　62, 92

と
閉じたクラス　28
頭部外傷　127
独立型段階モデル　23

の
脳血管障害　123
脳血管性認知症　126
脳磁図　82
喉まで出かかっている状態　14

は
"箱と矢印"型モデル　4, 16
発語失行　65
反応の変動性　52
汎化　152

ひ
非モダリティ的意味システム　49
病巣研究　82
開いたクラス　28
品詞に特異的な障害　71

ふ
フィードバック　26
フィードフォワード　26
ブローカ野　81
プライミング効果　165
不応期　29
不応期障害　52
復唱プライミング　165
分散表象型コネクショニスト・モデル　1, 16, 41

文脈における単語産出　173
文脈プライミング　165

ほ
ボクセル解析　85
ポーズ　13

ま，む，め
マルチ・キュー　158
無答　138
名詞－動詞の乖離　71

よ
陽電子放射断層撮影法　82

り，る，れ，ろ
梁下束　102
領域特異的知識モデル　69
累積的音韻キュー　156
レクシーム　20, 22
レンマ　20, 22
ロゴジェン・モデル　17

欧文

A
action naming　135
Alzheimer's Disease (AD)　125
anomic aphasia　81

B
basal temporal language area　86
"box and arrow" model　4

C
category-specific impairment　66
closed class　28
cohort effect　120
compensation　143
computational model　36
computerised tomography (CT)　81
connectionist model　5
connection strength　29
constraint-induced therapy　161
contextual priming　165
crossed anomic aphasia　88
cross-sectional design　113

D
decay rate　29
direct stimulation　144
disordered phoneme assembly　45
domain-specific knowledge model　69

E
errorful learning　160
errorless learning　160

F
false cue　53
formal paraphasia　28, 137
fronto-temporal lobar degeneration　127
FTD　127
functional magnetic resonance imaging

事項索引　**211**

（fMRI） 82
functional model 4

G

Garrett のモデル 19
general impairment 45
generalisation 152

I

impairment-based therapy 143
interactive activation model 26

L

lemma 20, 22
lesion study 82
Levelt の単語処理モデル 21
lexeme 20, 22
localist connectionist model 16, 26
logogen model 17

M

magnetic resonance imaging (MRI) 82
magnetoencephalography (MEG) 82
morphophonological paraphasia 138
Morton と Patterson の単語処理過程モデル 21
Multicue 158

N

neologistic jargon 138
neologistic paraphasia 138

O

omission 138
open class 28

P

performance variability 52
personalised cueing 156
Philadelphia Naming Test 130
phonological anomia 58
phonological paraphasia 137
positron emission tomography (PET) 82
processing impairment 33
Psycholinguistic Assessments of Language Processing in Aphasia (PALPA) 1, 133, 146
Pyramids and Palm Trees test 134

R

reconstitution 142
refractory deficit 52
repetition priming 165
residual aphasia 123
resting level 29
restoration 142

S

self-generated cue 157
semantic anomia 45
semantic dementia 55, 88
semantic paraphasia 136
semantic-phonological model 39
semantic system 48
Sensory-Functional theory 67
spaced retrieval 161
subcallosal fasciculus 102

T

tip-of-the-tongue (TOT) 14
transcranial magnetic stimulation (TMS) 87
traumatic brain injury (TBI) 127
treatment task 159
typicality 164

V, W

vascular dementia (VaD) 126
weight-decay model 39
Wernicke-Lichtheim モデル 2, 3
word-class-specific impairment 71
word form anomia 45